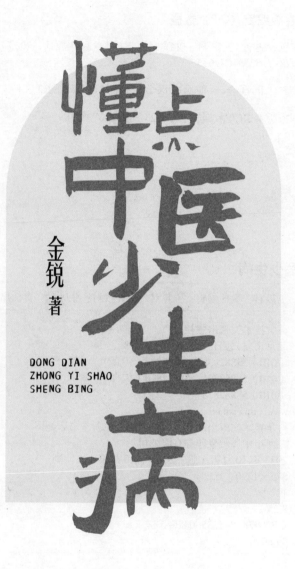

懂点中医少生病

金锐 著

DONG DIAN
ZHONG YI SHAO
SHENG BING

科学技术文献出版社
SCIENTIFIC AND TECHNICAL DOCUMENTATION PRESS
·北 京·

博集天卷
CS·BOOKY

图书在版编目（CIP）数据

懂点中医少生病 / 金锐著. —北京：科学技术文献出版社，2023.10
ISBN 978-7-5235-0476-5

Ⅰ.①懂… Ⅱ.①金… Ⅲ.①中医学—基本知识 Ⅳ.①R2

中国国家版本馆CIP数据核字（2023）第129270号

懂点中医少生病

策划编辑：王黛君　责任编辑：王黛君　责任校对：张吲哚　责任出版：张志平

出 版 者	科学技术文献出版社
地　　址	北京市复兴路15号　邮编100038
编 务 部	（010）58882938，58882087（传真）
发 行 部	（010）58882905，58882870（传真）
邮 购 部	（010）58882873
官方网址	www.stdp.com.cn
发 行 者	科学技术文献出版社发行　全国各地新华书店经销
印 刷 者	三河市中晟雅豪印务有限公司
版　　次	2023年10月第1版　2023年10月第1次印刷
开　　本	875×1230　1/32
字　　数	137千
印　　张	8.25
书　　号	ISBN 978-7-5235-0476-5
定　　价	49.80元

推荐语

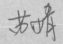

北京中医药大学教授
主任医师、岐黄学者、首都名中医

中医药科普，很多人都在做。但从临床药师角度，从医药圆融角度，从文化与故事角度的中医药科普不多，本书可以算是一次有益的尝试。作者金锐博士是我的学生，他热爱中医药历史文化，喜欢科普创作，能够用幽默诙谐的比喻和故事把晦涩的观点讲出来，也能够用意想不到的设问和对比把零散的内容关联起来，看一眼题目，读一段文字，你就会立刻产生兴趣和思考。当然，创作这些科普文的初衷并不是博眼球，而是为了将老百姓忽视的中医治疗理念和中药用药理念，以另一种方式展现给大家。所以，本书讲到了辨证论治的重要性，讲到了毒性中药安全合理使用的重要性，也讲到了很多易错易混的案例，相信会对大家正确认识中医中药起到有益的推动作用。

清华大学全球发展与健康传播中心
秘书长

中医不仅是一种医学，更是一种文化。中医文化历史悠久，在其几千年的发展历程中，一直不断汲取哲学、文学、数学等多学科知识营养，为治病救人而不断革新。一碗药汤，一根银针，常常就能起到立竿见影的效果。本书秉承中医"治未病"的思路，从细微处入手，解答日常生活中常见的疾病和用药问题。这些问题涵盖从古至今、从生活到医药、从影视到现实，多元的主题，多样的疑问，既讲了"理法方药"，也有杂谈闲聊。实用，适用，有趣，有料，这是一本关于中医的冷知识，但我相信，不久，它会很热。

目 录
Contents

第一章

"理"：
人与自然是一个整体

第二章

"法"：

治疗一步到位

第三章

"方"：
字里行间藏着的秘密

第四章

"药"：
吃得贵不如吃得对

第五章

杂谈闲聊：
你不知道的还有很多

第一章

『理』：人与自然是一个整体

中医治的不是病，而是病人

　　如果我问大家，中医的特点是什么？估计很多人会说是辨证论治。对，辨证论治是中医学的基本特色之一。

　　那么，中医的另一个特色是什么呢？

　　答：是整体观。换句话说，中医治的不是病，而是病人。

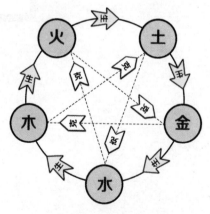

中医整体观示意图

为什么这么说呢？我们来举一个感冒的例子。

众所周知，从现代医学角度来看，造成感冒的罪魁祸首通常是病毒。不同的病毒，有些好对付，有些难对付。像呼吸道合胞病毒这样的普通感冒病毒，基本依靠自身免疫力即可战胜它；而像新型冠状病毒这样的新发传染病的病毒，就会给人类带来许多麻烦。所以，在感冒，尤其是流行性感冒的认识上，现代医学手段是检测和锚定这个病毒，一切现代药物的研发策略都是去抗病毒。

但是，中医学的思路不同。

中医学认为，感冒不仅与侵入人体的外在邪气（病毒）有关，还与人体本身有关，我们要锚定的，是"病毒—人"这个复合体。不同季节的感冒患者、不同地区的感冒患者、不同疾病发生发展阶段的感冒患者、不同体质和基础疾病的感冒患者，即使外在邪气（病毒）一样，但因为人不一样，所以复合体不一样，也就一定会有不同的症状表现和严重程度。

正因为这个复合体有不同，所以才会分为风寒感冒、风热感冒和暑湿感冒等多种，而且每一个类别都有不同的治疗方法。所以，新冠肺炎治疗的终极西药就是专注的抗病毒药，而中医从一开始就针对复合体的复杂情况，分类分型分阶段治疗。

这种整体观，不仅体现在像感冒这样的环境病原体所导致的疫病上，还体现在其他任何疾病的治疗上。

所以，现代医学倡导的治疗个体化，中医学一直在做。例如，中医学采用整体观的治疗思路，把人体的五脏六腑看成一个整体，把病原体与人体看成一个整体，把天地阴阳与人体看成一个整体，并且对这样的一个个整体，开展针对性的精准治疗。

正所谓整体决定局部，局部不决定整体，"不谋全局者，不足谋一域"。

🌱 夸父为什么要"逐日"？

大家都知道"夸父逐日"这个故事，也都给我们的孩子讲过。但是，如果孩子问你："夸父为什么要追着太阳跑？"我们该怎么回答呢？

别急，我帮大家从网上找了一些答案。

故事一：夸父是一个巨人，夸父逐日代表了先民探索大自然的一种精神，他想看看太阳上有什么，就去追太阳，后来太阳把他烤得喝了好几条河的水。

故事二：远古人类发现，冬天有太阳时很暖和，太阳下山后就很冷，大家希望一直暖和，不要寒冷。于是，大家就让夸父去把太阳留住，多停留一段时间，人间就暖和了。据说夸父为此还兴奋了一个晚上没睡觉！

故事三：夸父逐日是因为有一天太阳火辣辣的，大家都受不了了，于是作为部落首领的夸父很难过，他下定决心要去追上太阳，让太阳听人们的指挥。

故事四：有人将夸父与普罗米修斯联系起来，说夸父逐日是为了给人类采撷火种，使大地获得光明与温暖，夸父是"盗火英雄"，是中国的普罗米修斯。

故事五：夸父逐日时，把两条河都喝干了，说明他很能喝，所以他代表"水"。而太阳代表"火"，这是水火之间的争斗与相克，水神与火神相争，表示水火不容。

看了这几个故事，恐怕大家依然不清楚夸父究竟为什么要逐日，还会产生更多的疑问和困惑。

其实，夸父逐日这个故事，收载于《山海经》中的多个章节，《列子》中也有记载。

《山海经·海外北经》记载：夸父与日逐走，入日。渴欲得饮，饮于河渭，河渭不足，北饮大泽。未至，道渴而死。弃其杖，化为邓林。

《列子·汤问》记载：夸父不量力，欲追日影，逐之于隅谷之际。渴欲得饮，赴饮河渭。河渭不足，将走北饮大泽。未至，道渴而死。

这两段描述很像，但是有一个关键点不一样，那就是"与日逐走"和"欲追日影"。

仔细阅读这两段话就可以知道，夸父追的东西根本不是太阳，而是通过跟着太阳走来追"日影"。注意，这一点很重要。

也就是说，"夸父逐日"这个故事，讲的是一个观测和测量日影的事（观点出自郑文光的《中国天文学源流》）。而观测和测量日影本就是远古先民很重要的一项社会活动，目的是确定农耕的时间。

有一个短语叫"观象授时"，讲的就是这个意思。

大家都知道，中医学中有太极图，但大家可能不知道的是，太极图根本不是什么艺术美学的产物，而是天文观测的产物。

怎么观测呢？很简单，像夸父那样，测量日影，立竿见影。

通过在水平地面上立一根垂直于地面的竿（这个装置叫作立竿测日影仪，也叫晷仪），就可以观察一天当中日影的变化。如果我们在每天的固定时间观测，再把这些观测到的数值画在一个圆周上，就会得到太极图。

《周髀算经》大家听过吧？学勾股定理的时候老师应该都讲过。其实，《周髀算经》就是天文观测书，并且在详细记录二十四节气时，用的就是晷仪测到的"晷长"。

把上述在二十四节气测得的"晷长"描在圆周上，就可以得到晷仪实测的太极图，也就是大家熟悉的阴阳鱼图。

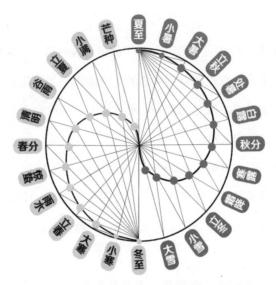

二十四节气－太极图

由此我们认为，夸父逐日就是为了测量这些日影。

既然是测量日影，那么在一个地方测不就可以了，干吗追着太阳测呢？

大家注意，在《周髀算经》的记载中，夏至的晷长是一尺六寸。但是大家看上面那幅标准的太极图，夏至的影长是多少呢？

是0，没有影长。

结合地理知识，我们知道，在夏至这一天，太阳直射北回归线。所以，只有在北回归线上的正午测量，才可以得到

"0"这个影长，其余地方都不行。而且，越往北走，夏至的影长越长。

也就是说，就夏至这一天的影长来看，不同地区是不一样的，北回归线为0，越往北走越长。最长的地方在哪里呢？那就一直走，一直走，一直走——在北极点。

大家应该还记得，在"夸父逐日"的故事里，有"饮于河渭"或"赴饮河渭"的记载，这里的"河渭"指的就是河水和渭水，也就是黄河和渭河，大概在我国的甘肃、陕西、河南一带。

而北回归线在哪里呢？

大约在北纬23.5度，就是我国的云南、广西、广东、台湾一线。在我国广西、广东的很多地区，都有北回归线标志塔。

也就是说，夸父族人居住的地区，不是北回归线地区，当然，也不是北极点。

与居住地相对应的，他们测量到的夏至日影长，就不是最短或最长的极值，而是介于两者之间的。既然如此，他们应该会有寻找夏至日影长极值点（最短或最长）的冲动，或者说，想看看其他地方是什么样的。

这个想法，就很符合逻辑。

所以，我们有理由认为，夸父逐日其实就是一次跨地区的日影测量科考活动。

具体来看，中国很早就有测量日影定时定农事的传统，夸父族人当时发现了不同时间测得的影长不同，而不同地点同一时间测得的影长也不同。为了找到在夏至日这天同一时间、地点的最短影长（也就是 0）或最长影长（某个值），夸父开始了一次跨地区的日影测量科考活动。要么向南，寻找最短的影长；要么向北，寻找最长的影长。

这才是"夸父逐日"的意义，这才符合中国传统历史文化和人类探索大自然的逻辑。而这种跨地区的日影测量科考活动的成果，就是太极图。

希望大家以后给孩子讲这个故事时，能把真正的含义讲出来。因为这个内涵，代表了我们祖先卓越的天文学和数学思维，这是中华传统文化的精髓。

熬夜与猝死的关系

近些年，不时有年轻人猝死的新闻报道，大家都在讨论，究竟有哪些原因会引起猝死。

其中，熬夜与猝死的关系争议比较大。

有些观点认为，熬夜是猝死的主要诱因之一。而有些观点则认为，熬夜与猝死没什么太大的关系。

那么，究竟谁对谁错呢？

首先，我们看看后一种观点。后一种观点认为，熬夜与猝死没有太大的关系。其主要原因是：目前的证据表明，熬夜会直接影响人们的工作状态和工作效率，但是，没有证据表明熬夜与猝死之间有直接关系。

所以，这是一种单纯的证据观点。

但是，证据总是慢慢积累的，在刚开始证据不足的时候，以及在证据中混有诸多干扰因素的时候，证据是有缺陷的，有可能得不到正确的结果。换句话说，不能完全依靠这个时候的证据来做决定。当证据慢慢丰富了，干扰因素慢慢排除了，这时候的证据才能用。

这个逻辑，医学研究如此，警察侦破案件也如此。

警察侦破案件，也需要积累证据、排除干扰，把这些事情都做好之后，才能根据相关证据确定嫌疑人。

那么，关于熬夜和猝死相关性的研究证据，是不是存在缺陷呢？

我想是的。原因很简单，大家知道，现代医学主张的证据金标准是随机对照试验。按照这个思路，假如想确定熬夜与猝死之间的相关性和因果性，我们需要在标准化和排除其他任何干扰因素的情况下，看熬夜组和不熬夜组的人会不会发生猝死。但是很显然，我们不能做这样的试验。

也许有人会说，用动物做实验呗！

这样不是不可以，但是人与动物还是有差异的。老鼠熬夜死了，不代表人熬夜会死；老鼠熬夜不死，也不代表人熬夜不会死。在猝死或不猝死这么重大的问题上，动物实验能给出的证据依然有限。

于是，我们就只能从已经发生猝死的案例入手来寻找病因。但是，每个发生猝死的人，生活环境不同、身体条件不同、基础疾病不同，猝死前一周的睡眠情况也不同，在这种情况下，估计需要很多案例，才可能得出一点有价值的线索。

换句话说，现有的这些证据，大概率是有缺陷的。依靠这些证据得到的结果，"仍有待进一步研究"。

因此，单纯的证据观点，暂时得不出准确可靠的结论。

那么，这个问题就无解了吗？熬夜与猝死究竟是什么关系呢？

其实，这个问题，从中医理论角度就能很好地解释。

先说答案，从中医理论角度看，熬夜是猝死的诱因，但不是唯一因素。不同猝死者的主要诱因不同，熬夜可能是这个猝死者的主要猝死因素，但不是那个猝死者的主要猝死因素。

为什么这么说呢？因为从中医脏腑理论来看，猝死主要与两个脏腑有关，一个是心，另一个是肾。这两个脏腑的功能交互出现严重不正常的时候，就会发生猝死。

中医理论有一个词，叫"水火既济"，讲的就是心肾关系。是什么样的关系呢？心火代表跳动，这没问题，但是必须靠肾水的滋养和管控，才能平稳均衡地跳动，保持健康状态。当"水火不济"时，心脏就会出现跳得慢或跳得快的情况，呈现不健康状态。当不健康状态继续恶化为"水火两分"

时，心脏就会激烈搏动，然后停搏，这就是心源性猝死。

所以，中医学理解的心源性猝死的诱因，一个是心火，另一个是肾水。其中，肾属北方，属夜晚，主闭藏，而最伤肾的就是熬夜，尤其是在冬季熬夜。冬季熬夜伤肾之后，肾水不足，难以上济心火，心火过亢，再剧烈运动或情绪压力过重，就很容易出现意外事件。

同时，有高血压和心脏病史的患者若参加长跑、马拉松、狂欢等活动导致心脏负担加重，更容易出现"水火不济"的情况。

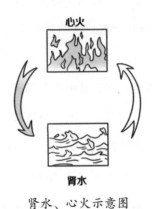

肾水、心火示意图

简单地说，熬夜是一种不健康的生活方式，尤其在冬季，它会伤肾。如果再加上耗伤心气的错误操作，比如参加冬季夜跑、平安夜狂欢等活动，其实都是往猝死的路上多迈了一步。《黄帝内经》说，"冬三月……早卧晚起，必待日光"，就是强调冬季睡眠的重要性。

所以，该睡的时候，一定要睡觉。保证足够的睡眠，才会降低猝死的发生风险。

中医的"心" > 西医的"心"

中医和西医都有"心"的概念。中医理论中，我们能看到很多名字中带有"心"的方剂或中成药，例如泻心汤、稳心颗粒、牛黄清心丸等；西医理论中，我们能看到很多名字中带有"心"的疾病，例如心律失常、心绞痛等。

那么，中医的"心"是不是西医的"心"呢？两者有什么异同点呢？

首先，中医对人体是通过脏腑学说来认识的，或者叫藏象。人体有五脏六腑，五脏是肝、心、脾、肺和肾，六腑是胃、大肠、小肠、三焦、膀胱和胆。每个脏腑都有自己的功能。

西医对人体是通过解剖学来认识的，比如心脏、肝脏、膀胱、大网膜、股骨头、肌球蛋白、神经纤维等，并且对不同解剖实体进行不同的层次划分，有的叫作器官，例如心脏和肝脏；有的叫作组织，例如结缔组织和纤维组织；有的叫作细胞，例如神经细胞和上皮细胞。不同层次的解剖实体，有自己的生理功能。

这两者的相同点是，中医的脏腑概念与解剖学实体脏器是相关的。否则，也不会产生关于器官实体性（所谓五脏者，藏精气而不泻也，故满而不能实；六腑者，传化物而不藏，故实而不能满也）的认识。

这两者的不同点是，中医的脏腑概念可能不止解剖学实体脏器这么简单，而是更多地考虑了人体生理功能的整合。

这是什么意思呢?

以"心"为例，现代医学对心脏的认识，非常重视解剖学，把左心房、左心室、右心房、右心室和二尖瓣、三尖瓣搞得非常清楚，甚至心脏表面的 4 条沟都找了出来，并且逐一进行了命名。有了这样的结构认识，就能完整还原血液在心脏流动的全过程，调用哪一块肌肉，先去哪儿，再去哪儿，以及动脉血和静脉血的流向等。

简单地说，重视心脏的解剖学实体并完整还原其提供血液流动压力的全过程，就是现代医学对"心"的主要认识。

比较而言，中医学是着眼于"心"对人体整体功能的价值。所以，还原血液在心脏流动的全过程，从中医的角度看就是 4 个字：心主血脉。

但心主血脉，不仅是指心脏的泵血能力，还包括血行通道的畅通、血行状态的健康等。从现代医学角度看，不仅是冠心病、心律失常、心力衰竭这样的心脏病需要从"心"论治，其他与血行通道相关的，例如血管栓塞性疾病、硬化性血管病、血管舒缩功能失调导致的高血压，以及与血行状态相关的疾病——血液动力学失调性疾病、出血性疾病、凝血功能异常等的治疗，都可以从"心"论治。

张仲景的《伤寒杂病论》里面有一个"三黄泻心汤"，它由黄连、黄芩和大黄3味名称中含有"黄"字的中药组成。这个方子就能治疗吐血、流鼻血、牙龈出血、痔疮出血等血热妄行引起的出血性疾病。中医认为这些是由心火旺导致的，所以需要泻心。

除此之外，中医关于"心"的认识还有一个很重要的方面——心主神明。

什么意思呢？很简单，神明就是精神状态。

一个人的精神状态好，乐观豁达，敏锐聪颖，这就是心气充盈的表现。反过来，一个人的精神状态不好，轻度的如萎靡不振、郁郁寡欢、失眠健忘，严重的如神志不清、谵语昏迷等，都是中医"心"的功能出了问题。

正因为如此，天王补心丹这种滋阴养血、补心安神的中成药，可用于治疗心血不足引起的心悸失眠。牛黄清心丸这种清心化痰、镇惊祛风的中成药，可用于治疗痰迷心窍的神昏谵语。

而从现代医学角度看，无论是失眠，还是脑血管病急性期出现的神昏谵语，都是脑血管和脑神经方面的问题，与心脏没有直接关系。

所以，中医的"心"，不是西医的"心"。从五脏六腑理论关于心主血脉和心主神明的描述来看，中医"心"的概念范围更大，涵盖的内容更丰富，除了与心脏相关的疾病，很多血管病、血液病、失眠、脑血管病等，都属于"心"的管辖范围。

辨证论治是怎么回事？

张三和李四所在的村子，准备进行垃圾分类了。村主任委托他俩制订分类方案，让全村人学习并遵守。于是，张三和李四分头去制订方案。

首先，村主任要求，垃圾分类是对所有垃圾进行分类，一种垃圾都不能落下。现在的问题是，如此多种多样的垃圾，应该分成多少类，又如何指导村民进行垃圾分类呢？

张三是一个材料学专业的毕业生，对各种材料的属性很熟悉。于是，根据垃圾材料属性的不同，他将所有垃圾分成了9类，分别是：

纸质垃圾　　　　塑料垃圾　　　　棉麻垃圾

金属垃圾　　　　动物垃圾　　　　植物垃圾

酒水垃圾　　　　土石垃圾　　　　其他垃圾

村主任听完张三的方案，频频点头，认为很科学。根据材料属性分类，一目了然。

接着，李四开始陈述他的方案。

李四："张三的方案很好，但是也有一些问题。"

张三："什么问题？你说说。"

李四："好的，有 3 个主要问题。第一，将所有垃圾分成 9 类，太多了。我们不仅要准备很多垃圾桶，而且会给大家扔垃圾带来负担，类别太多容易搞不明白。第二，有些垃圾可能会跨类别，比如雨伞，是算棉麻垃圾还是金属垃圾？吃饭剩下的辣子鸡丁，是算动物垃圾还是植物垃圾？第三，有些垃圾可能还没有分进去。"

张三："那你说怎么分类？"

李四："我们做工作，要搞清楚做工作的目的。垃圾分类的目的，是方便回收利用。所以，应该以这个为导向。首先，剩菜残羹，能吃的动植物和酒水，其实都是用来发酵生产沼气的，应该分在一类。其次，纸质垃圾、塑料垃圾、棉麻垃圾，其实都可以用来制作新型材料，也可以分在一类。再次，金属垃圾和土石垃圾其实属于建筑垃圾，可以用来填埋，也可以分在一类。最后，像电池、充电宝、杀虫剂、过期药品等属于具有一定危害的东西，就应该单独分类，不要和其他垃圾混在一起。"

张三:"那这是几类?"

李四:"嗯,这么算的话,一共只有 4 类,第一类是厨余垃圾,第二类是金属土石类垃圾,第三类是纸张、塑料和衣物等干垃圾,第四类是有害垃圾。这样分,种类少,既简单又方便进一步处理。"

听完李四的分析,村主任也觉得很有道理。至于选择哪一个作为最终方案,村主任决定试运行一段时间,再来总结探讨。

故事到此结束。

大家看看,哪一种分类方式更好呢?如果我们换一种语境(当然,可能有些不恰当),你又会怎么选呢?

——垃圾分类:中医辨证论治;

——应该分成多少类:同一疾病,有多少类型;

——如何指导村民进行垃圾分类:如何指导所有人,包括非中医药背景的人(西医师、全科医师、中医药爱好者)学习中医辨证论治;

——张三和李四的垃圾分类方案研究:辨证论治方法学研究;

——张三的分类方案:同一病证,分为 9 个不同证型;

——李四的分类方案:同一病证,分为 4 个不同证型;

——张三的分类方案大家不好掌握：证型划分太多，难以掌握；

——有些垃圾会跨类别：有些患者属于复合证型；

——垃圾分类应该以方便回收利用这个目的为导向：辨证论治应该以方便选药、用药这个目的为导向；

——试运行一段时间：这种简明辨证的方法，值得一试。

辨证论治是中医诊断和治疗的理论基础。什么是辨证论治呢？其实与垃圾分类很像，就是对同一疾病的患者进行分类，根据各自类别的症状特点，有针对性地治疗。同时，垃圾分类并不是垃圾桶越多越好，而辨证论治的方法也不是证型越多越好，而是在满足差异化治疗的前提下，证型越少越好。

中医讲"证"不讲"病"?

众所周知，中医药治疗的特点是辨证论治。我们一直在强调，不同患者的证型不同，要对证用药。而一提到"病"，大家想到更多的就是冠心病、糖尿病、高血压这样的西医疾病。这就形成了中医讲"证"，西医讲"病"的印象。

那么，事实是这样吗？中医有没有"病"的概念呢？

这里先给出结论：这种印象是不对的，中医也讲"病"！

原因很简单，想想看，"病"是个中国字，并不是音译的外国字，存在和使用很多年了。所以，"病"本身就是中国传统文化的概念。所以，发源于中国传统文化的中医，肯定会涉及"病"这个概念，中医一定讲"病"。

只不过，西学东渐以后，第一批翻译家把西方的 disease 这个词与中文的"病"联系起来，于是有了现在的糖尿病和冠心病等概念。

那么，"病"的最初含义是什么呢？

根据《说文解字》的记载，"病，疾加也"，病就是疾痛加重后呈现的状态，是一种比较重的疾病状态。《周易·说卦》中有"坎为心病"。《左传·襄公十九年》中有"疾病而立之"，都是这个意思。

所以，"病"作为一个概念，本身就用于描述较为严重的身体不适感。

实际上，与现在强调的"辨证论治"不同，古代的传统中医经典著作，都在讲"病"。

比如，医圣张仲景所著的《伤寒论》，全书讲的就是6种病，分别是太阳病、阳明病、少阳病、太阴病、少阴病和厥阴病。在讲到桂枝汤这个方剂时，原文为：太阳病，头痛，发热，汗出，恶风，桂枝汤主之。讲到小柴胡汤这个方剂时，原文为：少阳之为病，口苦，咽干，目眩也。

仔细看看，这些都是"病"。所以，有学者提出，其实《伤寒论》不应该是六经辨证体系，而是六病辨证体系。

再比如，公元610年官方编纂了一本中医经典著作，叫《诸病源候论》，是我国第一部论述各种疾病病因、病机和证候的专著。在这本书中，详细论述了风病、虚劳病、伤寒病、咳嗽病、腹痛病等67种"病"的相关内容。

仔细看看，这本诊断学的重要著作，讲的也都是"病"。

即使在现代的临床诊疗实践中，中医"病"的概念也十分常见。

例如，复方丹参滴丸的说明书，在功能主治项下描述为：活血化瘀，理气止痛。用于气滞血瘀所致的胸痹，症见胸闷、心前区刺痛；冠心病心绞痛见上述证候者。什么是"胸痹"？其实这就是中医病名，与现代医学角度的冠心病心绞痛类似。

又如，金芪降糖胶囊的说明书，在功能主治项下描述为：清热益气。主治气虚兼内热之消渴病，症见口渴喜饮，易饥多食，气短乏力等，用于轻、中型非胰岛素依赖型糖尿病。什么是"消渴病"？其实也是中医病名，与现代医学角度的糖尿病类似。

所以，中医不仅讲"辨证"，也讲"辨病"，大量"病"的概念出现在中医古籍里。在临床治疗过程中，病证结合，做到更为精准的治疗。

中西药一起吃，就是中西医结合吗？

大家都说中西医结合疗效好，那么，什么是中西医结合呢？中药和西药一起吃就是中西医结合吗？

从直观感觉上看，中药和西药一起吃，当然是中西医结合。

比如，感冒后嗓子疼，诊断为细菌感染，这时，患者可以一边吃抗生素抗感染，一边吃清热解毒的中成药。

再比如，很多冠心病患者，除了常规服用阿司匹林和他汀类药物，也会吃一些保护心脑血管的中成药。

那么，这样是中西医结合吗？

答案：不一定是。

原因也很简单，两个火车车厢想要一起走，至少需要同样的轨道。两个人见面想要聊会儿天，至少需要共同的话题。而两种医学的结合，也需要一个能够一起讨论问题的平台。

但是很遗憾，这个平台目前并不完善。

就说上面那个细菌感染导致嗓子疼的案例。在这个例子里，患者一边吃抗生素，一边吃中成药，看似结合了，实际上存在一些问题。

问题1：从西医角度看，中成药有没有抗菌作用？如果有抗菌作用，与抗生素一起服用时，是协同还是拮抗呢？如果是拮抗，损失了原有药效怎么办？

问题2：从中医角度看，抗生素的四气五味是什么？抗生素与中成药的配伍，会不会出现药性冲突？抗生素的药性强弱怎么样？会不会出现过寒伤阳的情况？

问题3：从药学角度看，抗生素和中成药会不会出现相互作用？例如，直接接触后的物理反应、经过药物代谢酶的反应，这些相互作用会增强药效还是减弱药效？

问题4：从不良反应角度看，抗生素和中成药的联用会不会出现新的不良反应？会不会加重原有的不良反应？

问题5：从具体服药方法角度看，这两种药是一起服用还是先后服用？中间是否需要隔开一段时间？这两种药都是服用相同的天数吗？

诸如此类问题，实际上都不容易得到准确的答案。

换个思路，如果这两种药都是西药，或者都是中成药的话，我们就可以在各自的医学体系内，运用各自的治疗学理论，来回答和解决这几个问题。

例如，我们一般不会同时服用两种抗菌谱类似的抗生素，我们有实验数据来证实不同抗菌药是否存在相互作用，提示患者服用这两种药物是否需要间隔一段时间等，这些内容都是比较明确的。

而在中医理论指导下，我们会根据感冒咽痛的寒热属性来选择辛温解表或辛凉解表药，我们会提示患者在服用感冒药的同时避免服用滋补药，我们也会避免过度服用寒性中药而损伤人体宝贵的阳气，这些也是比较明确的。

但是，如果一种是中药，一种是西药，那么就很难得到类似的答案，因为目前缺少成熟的方法学研究平台。

所以，我们需要搞清楚，中药和西药一起吃，只是中西"药"结合，而不是真正的中西医结合。但我们相信，随着我国中西医并重政策的实施，这一问题会在未来得到逐步的解决。

以正养正，以偏纠偏

很多人都在用中药养生，怎么养生呢？泡药茶、吃药片、喝药酒。似乎只要用了中药，就是养生，要想养生，就得用中药。

其实这是一个错误的观点。正确的养生应该是 8 个字：以正养正，以偏纠偏。

什么意思呢？

大家知道，阴阳平衡谓之"正"，谓之健康；阴阳失衡谓之"偏"，谓之疾病。所以，疾病就是阴阳偏胜偏衰的状态。为了纠正这种阴阳偏胜偏衰的状态，就需要使用具有相应偏性的中药。中药治病的"以偏纠偏"原理，就是这个意思。

即是说，药物都是有偏性的。要想治疗身体的偏胜偏衰，就得依靠药物的偏性。

但是，这种适合疾病治疗的偏性，却不适合养正。原因很简单，既然"正"是阴阳平衡的状态，也只有用阴阳平衡的方法来养。比如，平性的食材、适度的运动方式和健康的生活起居。任何药性偏激的药物，任何偏激的运动和生活方式，都不能用于养正。

想想看，一个辛热药，对虚寒状态的患者来说是治病，但对阴阳平和的健康人来说就是致病的。因此，请以正养正，以偏纠偏。有病好好治病，没病好好吃饭。

长期选用药物来养生保健，没病却天天吃药，是错误的做法。因为这是"以偏养正"。出现了疾病而不规范治疗，有病却选择吃保健品，也是错误的做法，因为这是"以正纠偏"。

也有人说，那是不是可以选择保健品呢？

答：可以选择，但关于保健品的选用，一定要注意以下三点。

1. 有些保健品含有药物成分，依然具有较强的偏性

根据定义，保健品又叫保健食品，是指具有特定保健功能或以补充维生素、矿物质为目的的食品。适宜于特定人群食用，具有调节机体功能，不以治疗疾病为目的，并且对人体不产生任何急性、亚急性或者慢性危害的食品。

但是，我们看很多中药类保健品，使用的并不都是药食

同源的中药。例如，番泻叶、何首乌、红曲等。番泻叶是苦寒泻药，只适用于实热型便秘，不能长期服用。何首乌炮制以后的作用主要是滋补肝肾，但长期服用也有妨碍脾胃功能，或者影响肝功能的可能性。红曲含有天然他汀（洛伐他汀及其同系物），具有一定的药物功能。所以，这些含有明显偏性中药的保健品，其实与药品差不多，不是养正的好选择。还有一些保健品，虽然配方表上没写，却一直在违法添加各种各样的药物成分，例如，减肥类保健品添加西布曲明、美容类保健品添加糖皮质激素、壮阳类保健品添加西地那非等，这些违法添加药物成分的，已经不属于保健品，当然不能服用。

2. 很多保健品具有夸大宣传之嫌

选购保健品还需警惕其夸大宣传，比如，有些保健品宣称具有治疗作用，什么"抗癌防癌""降血压降血脂""治疗失眠"等，需要警惕。有些保健品承诺治愈率和治疗效果，什么"治愈率 90%""3 天睡着觉，5 天一整晚""吃上 30 天，腰不酸腿不麻，头发也黑了"等，需要警惕。还有些保健品找知名人士、医生或患者出镜证明，现身说法，也需要警惕。

根据国家药监局的通报，这些诱人的广告，都是违法违规的，也都是具有欺骗性的夸大之词，不可信。

3.选用保健品，别耽误疾病治疗

糖尿病患者张大爷，根据医学指南的要求，应该尽快开始降糖的规范治疗。但是，由于他听信了网络上宣传的错误观点，一直在用保健品来控制血糖，因为保健品根本不具有治疗作用，即使有轻微改善也杯水车薪，结果，张大爷的血糖根本没有得到有效控制，还导致了严重的并发症。

因为吃保健品而耽误疾病的治疗进展，显然是十分危险的。所以，在医院诊断为明确的疾病之后（尤其是慢性病），应该及时开展规范的药物治疗。

为什么推荐大家过农历生日？

大家都会过生日，生日当天有时吃点好的，有时买点好的，有时去喜欢的地方游玩，都挺好。在日期的选择上，根据个人喜好和方便记忆的情况，有些人会选择过阳历生日，有些人会选择过农历生日，这也都没关系。但是，我们鼓励大家过农历生日。

这是为什么呢？

大家知道，虽然农历俗称"阴历"，但实际上并不是单纯的阴历，而是一种阴阳合历，是既考虑太阳运行周期规律，又考虑月球运行周期规律的历法。

太阳运行周期规律，就是"日—地"关系，现在的说法叫作太阳回归年，一年约为365天。

月球运行周期规律，就是"月—地"关系，现在的说法叫作朔望月，一个朔望月约为29.5天。

单纯考虑太阳运行规律，就是现在的公历，又叫作阳历，一年 365 天，元旦为始，元旦为终。在这个历法体系下，虽然一年也分为 12 个月，但是，如果大家在 5 月 1 日劳动节、6 月 1 日儿童节、7 月 1 日党的生日、8 月 1 日建军节的夜晚，抬头看看月亮就会发现，相同的日子，月亮可能是圆的，可能是月牙，也可能是一半。

所以，在这个纯阳历的历法体系中，基本没有考虑"月—地"关系。

同时，单纯考虑月球运行周期规律，就会以 12 个朔望月为一年。这种纯阴历历法体系的问题是，一个朔望月约为 29.5 天，12 个朔望月为 354 天。假如以一个月 30 天取整来算，12 个朔望月也只有 360 天。这样过年的话，今年过年是冬天，几十年后再过年，就成夏天了。

所以，在这个纯阴历的历法体系中，基本没有考虑"日—地"关系。

对中国古人来说，这两种方法都是不完美的。面对太阳和月亮这两个抬头不见低头见的重要星体，他们想了一个办法，通过闰年和闰月，把两者协调统一起来。

现在我们都知道，只要在 19 年中设计 7 个闰月，两者就会基本上协调起来。

所以，你的农历生日和阳历生日重合的那一天，第一次是出生那天，第二次就是你 19 岁生日那天，以此类推。如果不相信，现在就可以拿出日历来看看。

那么，我们为什么要做阴阳合历呢？为什么非要同时考虑二者呢？

很简单，因为这两个星体，对地球上的万事万物都有影响，包括人。太阳的影响就不说了，显而易见。那么，月球的影响呢？其实也有很多，而且，其中有一些影响是可以通过日常生活或现代科技手段观测到的。例如：

1. 潮汐

这个不用说了，小学生都知道。

2. 电离层

根据中国地震局专家的研究，月球对地球电离层有一定影响。2004 年，法国发射了一颗科研卫星，通过这颗卫星的数据发现，大气电离层的电子密度和电子温度存在朔望日周期变化。

3. 地震

根据对 1994 年 9 月 16 日台湾海峡发生的 7.3 级地震后的余震频次及强度的研究发现，余震具有清晰的朔望月周期。朔日、望日和上下弦日出现相对极值，并且发生频次占到全部余震的 80% 以上。针对华北地区中等强度地震与大地震的关联关系研究，也能得出类似的结果。

4. 田径运动员的成绩

根据宁波大学体育学院的专家研究，月相盈亏对田径运动员创造优异成绩有一定的影响，运动员创造田径纪录的次数在朔望月内的分布波动十分明显，并存在显著性差异。他们发现，在朔日和望日，运动员打破田径记录的次数明显增多。

我们计算了一下，2006 年刘翔在瑞士洛桑田径超级大奖赛男子 110 米栏的比赛中，以 12 秒 88 打破了沉睡 13 年之久的世界纪录（12 秒 91）的那天，是农历六月十六（公历 7 月11 日），靠近望日。有点意思吧？

5. 肝炎、脑出血和拔牙后出血的发病率

有学者对北京市 1992 年至 1997 年之间的 62 个朔望月中，

肝炎高发时间的特征进行了分析。结果表明，肝炎发病时间也与朔望日有关系。也有学者对山东日照地区脑出血的发病时间进行回顾性研究，发现朔日、望日的脑出血发病率高于其他时间。也有学者对拔牙术后出血的情况进行研究，发现朔日、望日的拔牙术后出血率高于其他时间。

6. 药物毒性

有一项纳入了 1440 只小鼠的研究显示，乙醇、胰岛素对动物的毒性也呈现朔日、望日的变化规律。具体来看，乙醇的急性毒性在望日最强，而胰岛素的毒性在朔日较强。所以，爱喝酒和使用胰岛素的糖尿病患者要注意了：元宵节别喝多，农历月初谨防胰岛素的副作用。

7. 药物治疗

在临床药物的治疗上，西医有时辰药理学，中医有"因时制宜"。目前，与月球运动规律有关的治疗方法，最经典的当属"朔望灸"了。什么意思呢？有学者研究显示，在每个农历月的初一和十五进行特定的穴位贴敷，结合中药汤剂，对放疗和 / 或化疗的乳腺癌患者的免疫恢复有较大改善作用。

　　说了这么多，其实可以用一个词来概括，那就是"天人合一"或"天人相应"。既然太阳和月球是地球运行宇宙空间里对我们最重要的两个星体，那么，在考虑人体健康和疾病发生规律的时候，最好都考虑到，不要遗漏。

　　至少，从历法和文化传承角度，可以多关注农历这个阴阳合历与疾病发生发展的关系。搞清楚这种关系都表现为哪些方面、强弱怎样、怎么理解和利用，用现代语言表述出来，将其合理化，同时也要避免虚玄化。

　　这就是我们鼓励大家过农历生日的原因。

　　第一，帮助大家理解什么是阴阳。

　　第二，让大家记住综合考虑"日—地"关系和"月—地"关系的华夏传统农历（阴阳合历）。顺应传统中医"天人相应"的观念，体会一下自己出生时刻的阴阳变化吧！

第二章

『法』：治疗一步到位

有活血化瘀的作用，就能治疗心脑血管疾病吗？

大家都知道，心肌梗死（简称心梗）和脑梗死（简称脑梗，学名脑卒中）是我国常见的急性病，致死率和致残率很高。导致身体出现梗阻的原因是什么呢？答案是血栓。

在很多人的认识里，要想远离心梗和脑梗，就要预防血栓和治疗血栓，采取的措施就是活血化瘀。于是，无论是冠心病还是脑血管病，活血化瘀药的使用一直都占具主要地位。

那么，这种认识对吗？从中医药理论看，在这类疾病的治疗中，活血化瘀药究竟占有什么样的地位呢？

从现代医学角度看，既然是血管和血栓的问题，自然要使用针对血管和血栓的治疗药物。所以，小剂量服用阿司匹林的治疗方法诞生了。这种方法是利用阿司匹林的抑制血小板聚集的作用，达到降低血栓形成的风险。

很自然的一种治疗逻辑，中药难道不是这样的吗？

别说，还真不是。

在中医理论中，有一句话叫"气行则血行，气滞则血凝"。血的运行靠气的推动，就是说，对"血"的运行，"气"发挥了很大的作用，气机通畅，则血运顺利；气机不畅，则血运不畅。

而不畅、不利的血运，是导致血栓形成的危险因素。

换句话说，除了"血"之外，"气"也掌管着是否产生血栓的"生杀大权"。所以，在预防血栓的时候，不能仅仅看"血"，即不能仅仅用活血化瘀药，而是要同时兼顾"气"，要根据情况使用调节"气"的中药。

其实，还不只是"血"和"气"，痰湿、郁火、脏腑虚实等因素，都能影响到血栓的形成。所以，中医药预防和治疗血栓，不是单打独斗，而是从多角度入手。

比如，在疾病诊断上，脑梗后遗症的常见证型，叫"虚实夹杂"。这是什么意思呢？就是病情比较复杂，也许有气虚、血虚，还有痰湿、血瘀等问题。

比如，在药物组方上，脑梗后遗症的治疗方法，叫"攻补兼施"。这是什么意思呢？就是需要将多种功效的中药配伍起来，形成更加综合和全面的治疗药物。

在这样的思维指导下，仅仅采用活血化瘀的中药，针对血瘀这个病理因素进行治疗，就像战场上的单兵种作战，太单薄了。

所以，心脑血管疾病的治疗，应该采取多维度立体火力打击，而不仅仅是活血化瘀。

具体来看，冠心病选用中药时，如果是选用中药配伍形成的复方汤剂，大概率是一个多维度的立体火力网。

但是，如果选中成药就得注意了，因为不同中成药的功效特点不同。也就是说，火力网的组织程度不同。有一些中成药，主要功效就是单纯的活血化瘀，例如银杏叶提取物和三七提取物，这些中成药的说明书功效也是这样写的。

而另外一些中成药，就会在活血的基础上，配伍使用一些其他功效的中药。

例如，脑心通胶囊、通心络胶囊等中成药，配伍了补气中药黄芪和人参，这就更适用于血瘀兼气虚的冠心病患者。又如，复方丹参滴丸、速效救心丸、麝香保心丸等中成药，配伍了理气开窍中药，也就更适用于血瘀兼气滞的冠心病患者。

更为经典的一种中成药，是宋代《太平惠民和剂局方》记载的牛黄清心丸。这种治疗脑梗后遗症的中成药由近30味中药组成，功效分布在补气、补血、清热、息风、祛痰、利湿、活血、镇静等诸多方面，可谓攻守兼施的标准配置，也就更适合复杂病情，但是此类中成药须在中医师指导下使用。

正所谓，一个好的疾病治疗方案，一定要既见树木，又见森林。

被诊断为高血压，就能吃牛黄降压丸吗？

高血压，全国人民非常熟悉的慢性疾病，很多高血压患者需要终身服用降压药治疗，当然，也有患者愿意选用中成药来治疗，例如牛黄降压丸。

但是，并不是所有高血压患者都适合服用牛黄降压丸，对某些人来说可能会有不良反应，这究竟是怎么回事呢？

牛黄降压丸，顾名思义，是一种含有牛黄的能够用于降压的丸药。

牛黄降压丸由羚羊角、珍珠、水牛角浓缩粉、人工牛黄、冰片、白芍、党参、黄芪、决明子、川芎、黄芩提取物、甘松、薄荷和郁金组成，功效是清心化痰、平肝安神，多用于治疗心肝火旺、痰热壅盛所致的头晕目眩、头痛失眠、烦躁不安，以及高血压见上述证候者。由此可知，牛黄降压丸治疗高血压没问题，但是，它治疗的是"心肝火旺、痰热壅盛"的高血压，不是所有类型的高血压。

也许你会问，除了"心肝火旺、痰热壅盛"的肝阳上亢型高血压，还有别的类型的高血压吗？是的。不仅有，而且很多。

从中华中医药学会发布的《中医内科常见病诊疗指南》上看，高血压的常见类型至少包括肝阳上亢、肝肾不足、痰浊血瘀与气血两虚四种。由此可见，肝阳上亢只是其中之一。

从目前高血压人群的年龄、体质特点来看，年轻人高血压、急症高血压的表现以肝阳上亢为主的较多。而老年高血压、合并有其他心脑血管疾病的高血压患者往往表现为肝肾阴虚、气血虚和血瘀的合并证，如此一来，对这些高血压患者，长期使用牛黄降压丸可能就不适宜了。

实际上，从药物组成上也可以看出，牛黄降压丸的组方思路很可能继承自著名的急危重症抢救药——安宫牛黄丸。安宫牛黄丸是用来治疗痰热蒙蔽心窍后出现高热神昏谵语的急救药。

即使在组方中使用了党参、黄芪等补益之品，但牛黄降压丸的组方配伍仍然在平肝清热方面有所侧重。这种侧重的结果就是，一些不属于肝阳上亢的高血压患者服药后，就会出现不良反应。牛黄降压丸的说明书中提示"腹泻者忌用"就是这个原因。

所以，被诊断为高血压，就能吃牛黄降压丸吗？答案是"不"。因为对以平肝清热为主的牛黄降压丸来说，它只适用于表现为易发怒、烦躁、面红目赤的心肝火旺型高血压患者，其他证型的患者并不适用，也不适合老年人长期连续服用。

那么，高血压患者选用中成药，应该遵循什么原则呢？很简单，根据患者的症状表现，先确定证型，然后对证选药。例如：

1. 平素是否有急躁易怒，并伴有头痛、口苦、便秘的情况？

如果高血压患者存在脾气不好、急躁易怒，并且伴有头痛、面红、口苦、胁痛，或者小便黄和大便干的情况，则属于肝火上炎证的可能性较大。一般而言，工作压力大、生活不规律的高血压患者容易表现为上述证型。

对此类患者，可以选用以清肝泻火为主的中成药。在生活饮食上，也要注意避免过食辛辣，要注意保持平淡心情。

2. 是否手足麻木、口唇青紫，并伴有心脑血管疾病史？

如果高血压患者的症状以手足麻木和头痛为主，同时合并有冠心病、动脉粥样硬化等心脑血管疾病，并且能看到明显的口唇青紫的情况，则属于血瘀证的可能性比较大。一般来说，老年高血压患者均不同程度地合并有血瘀的情况。

对此类患者，建议选用以活血化瘀为主的中成药。需要注意的是，单纯表现为血瘀的高血压患者少见，一般都会合并有其他证型，所以不宜单纯使用活血化瘀的中成药来降压，而要兼顾患者的肝肾亏虚或肝阳上亢的情况。

3. 是否以腰酸腿沉、健忘失眠为主，并伴有手足心热等更年期综合征表现？

如果高血压患者主诉为腰酸腿沉、乏力腿软，或者睡眠不好、失眠健忘，或者伴有手足心热、盗汗潮热等表现，则属于肝肾亏虚的可能性比较大。在老年高血压患者中，此类患者也较为常见。

对此类患者，建议服用补益肝肾类的中成药。由于此类患者属于肝肾亏虚，不适合服用牛黄降压丸，易因药不对证而引发不良反应，需加以注意。

4. 是否以气短乏力、心烦眩晕为主，并伴有自汗、食欲不佳，或平素免疫力低、易感冒的表现？

如果高血压患者以气短乏力、心烦眩晕为主，或者平素一直伴有食欲不佳、爱出汗的表现，或者长期以来免疫力低、容易感冒，则患者属于气血两虚的可能性较大。根据病情的严重程度，此类患者还会表现出面色㿠白、声音低微、排便难等症状。

对此类患者，建议选用益气养血类中成药，不可用清肝泻火类中成药，以免损伤患者的脾阳。

所以，高血压患者在选用中成药时，一定要根据自己的症状表现，在中医师指导下，选择适合自己的中成药，而不能仅凭中成药的名称自行选用。错用、滥用中成药会发生不良反应。

需要注意，有时候患者的症状往往是兼有的，会横跨好几个证型，这时选用单一功效的中成药已经不能实现整体治疗了，最佳的方法是前往中医科，在中医师指导下选用中药饮片组方来进行精准的个性化治疗。

什么样的感冒好治，什么样的感冒难治？

感冒，是最普通、最常见的一类疾病。大家都会感冒，感冒之后有时很快就好了，但有时会拖很长时间。

那么，为什么有的感冒好得快，有的感冒好得慢？或者说，什么样的感冒好治，什么样的感冒难治呢？

从大家的一般感觉来看，普通的伤风感冒，症状轻，好得快。而每年的流行性感冒，症状会重一些，好得慢。

如果遇上新变异的病毒引起的感冒，那就更麻烦了。

所以，大家对流感、禽流感、新冠病毒感染引起的感冒，更为关注。

那么，中医对感冒有怎样的认识呢？

从中医角度看，感冒属于外邪侵入类疾病，邪气是造成这种外感类疾病的关键因素。根据邪气的不同属性，我们将其分为风、寒、暑、湿、燥、火6种，学术上称为"外感六淫"。

这 6 种邪气侵犯人体就会引起感冒。不同邪气的侵犯，会引起不同类型的感冒。风邪可能引起感冒，寒邪可能引起感冒，火邪也可能引起感冒。

同时，除了单一邪气之外，邪气之间还会出现叠加，引起复合型感冒，比如，风邪与寒邪的叠加可能引起风寒感冒，风邪与火邪的叠加可能引起风热感冒，暑邪与湿邪的叠加可能引起暑湿感冒。

从这个角度看，引起感冒的原因可以分为两类，一类由单一邪气因素引起；另一类由复合邪气因素引起。

在这两类中，由单一邪气因素引起的感冒，症状轻，好治；由复合邪气引起的感冒，症状重，较为难治。

而且，复合邪气种类越多，复合的程度越杂乱，症状就越重，好得也就越慢。

当年的 SARS，中医认为其病因病机是"湿、热、毒"，如今新冠肺炎又属"寒湿疫""湿毒疫"。这些让人担心的"感冒"，其实都是复合邪气所致。

从正邪抗争的角度看，邪气越单一，相当于敌军的部队比较单一，都是大刀片子，对付这种敌人，直接"炸"就行了；而邪气越复杂，相当于敌军的部队比较混杂，各路妖怪都有，这就需要立体作战了。

从中药功效的角度看，能散寒的中药很多，能祛湿的中药很多，能清热的中药也不少。但是，既能散寒又能疏风的，既能祛湿又能清热的，比较少。而既能散寒又能清热的，基本没有。所以，就得依靠组方配伍来实现这种立体作战。

换句话说，复合邪气引起的复杂类型的感冒，需要不同药性的中药配伍来应对。

所以，治疗感冒的这些中成药，哪个组方越单一，哪个只用了单一药性的中药，哪个就适合单一邪气引起的感冒；哪个组方越复杂，哪个用了各种不同药性的中药，哪个就适合用于治疗复合邪气引起的感冒。

于是，板蓝根可以具有很强的体外抗病毒活性，但从中医学角度认识，它就是一种苦寒中药。麻黄再怎么含有缓解鼻塞的成分，它就是一种辛温中药。单独这些中药，只适用于单一邪气引起的感冒。

当然，当这个中药与其他相同药性的中药配伍以后，整体的作战能力会增强。例如，双黄连口服液、清热解毒口服液等，除了清热之外还可以疏风，可用于治疗风热感冒；而三拗片、风寒感冒颗粒等，除了散寒之外也可以疏风，可用于治疗风寒感冒。

不过，只有当不同药性的中药配伍组方之后，才可能形成立体作战能力。

例如，感冒清热颗粒，这种中成药由几乎等比例的寒性中药和热性中药组成，同时兼具苦味和辛味，适用于复杂型的感冒。

再比如，连花清瘟胶囊，虽然一般认为它仅用于治疗风热感冒，但从组方中的麻黄（辛温）、苦杏仁（苦温）、广藿香（辛温）、红景天（甘平）、甘草（甘平）来看，它并不是一种单纯寒凉性的中成药，而是一个寒热并用的组方，也就适合用于复合邪气引起的感冒。

这种道理的核心，其实就是单一与复合、少与多的关系，很好理解。

如果这么算，现在中药解表药只分为辛温解表药和辛凉解表药，其实是不太合理的。除此之外，还应该再加一项——寒热并用类解表药，并且这类药更适合用于寒热夹杂类复合邪气引起的流感、禽流感等复合类型的感冒。

说明书上写着"治便秘"，便秘了就能吃吗？

很多中成药都能够治疗便秘，在这些治疗便秘的中成药说明书上，会在"功能主治"里面写着：便秘。

例如，三黄片的说明书中，功能主治写着：清热解毒，泻火通便。用于三焦热盛所致的目赤肿痛、口鼻生疮、咽喉肿痛、牙龈肿痛、心烦口渴、尿黄、便秘；亦用于急性胃肠炎，痢疾。其中包含"便秘"。

又如，在麻仁丸的说明书上也写着：润肠通便。用于肠热津亏所致的便秘，症见大便干结难下、腹部胀满不舒；习惯性便秘见上述证候者。其中也包含"便秘"。

那么，是不是说便秘了就可以选用这两种中成药了呢？

当然不是。

为什么？

因为这些中成药的说明书上除了"便秘"，还有这样几个词。

1. ×× 所致的便秘。

2. "便秘见上述证候者"或"便秘见上述症状者"。

这就是说，不是所有便秘都适合吃这类药，只有特定原因引起的便秘及特定症状的便秘，才适合吃此类药物。

比如三黄片，由大黄、黄芩、黄连等凉性药组成，适用于由热邪因素引起的实热证便秘。如果不是实热证型的便秘，就不适合吃此类药。

比如麻仁丸，由大承气汤加火麻仁、杏仁、白芍等组成，有调肠通便的功效，但仍以攻下为主，表现出胃肠燥热导致"大便干结"和"腹部胀满"的便秘，才适合吃这种药。如果是以缺少便意、排便困难为主要表现的便秘，则不适合吃麻仁丸。

如果不是此类便秘而服用此类药，就会带来安全隐患，所以建议患者在中医师指导下使用此类药物。

实际上，不仅是通便药，几乎所有中成药说明书，都不是简单按照症状来用药的，而是要依据证型。例如，六味地黄丸的说明书上写着：滋阴补肾。用于肾阴亏损，头晕耳鸣，腰膝酸软，骨蒸潮热，盗汗遗精，消渴。功能主治里包含"头晕"。

又如，眩晕宁片的说明书上写着：健脾利湿，滋肾平肝。

用于痰湿中阻、肝肾不足引起的头昏头晕。功能主治里也包含"头昏头晕"。

再如，同仁牛黄清心丸的说明书上写着：益气养血，镇静安神，化痰息风。用于气血不足，痰热上扰引起：胸中郁热，惊悸虚烦，头目眩晕，中风不语，口眼歪斜，半身不遂，言语不清，神志昏迷，痰涎壅盛。功能主治里还是包含"头目眩晕"。

很显然，如果简单地根据说明书描述的主治"症状"来用药，那么，对头晕的患者，六味地黄丸、眩晕宁片、同仁牛黄清心丸，好像选哪一种都可以。

但事实是，头晕患者先要搞清楚自己属于哪种类型，也就是中医证型，然后再选药。

所以，不是说明书上功能主治写着"便秘"，便秘时就一定能选这种中成药，关键还要看患者的证型，证型相符的可以选，证型不符的不宜选。

清热解毒药，就是中药里的抗菌消炎药？

通常大家会认为，中药里面的清热解毒药，如黄芩、黄连、金银花等，类似于西药里面的抗菌药，具有抗菌消炎的作用。从直觉上看，这种说法似乎有道理。治疗急性上呼吸道感染的那些中成药（双黄连颗粒、金莲花胶囊、蓝芩口服液等），不都是一些清热解毒的吗？

但是，这种说法其实是不对的。

我们假设这种说法是对的。清热解毒的中药与现代医学上的抗菌消炎作用具有相关性。那么，这种相关性是否存在呢？其实，我们只要讨论以下两个问题，就能证实或证伪这种假设。

第一，是否存在一些清热解毒药不具有抗菌消炎的作用？

第二，是否存在一些非清热解毒药具有抗菌消炎的作用？

满足上述两个条件的中药越多，原来的假设就越站不住脚。

那么，第一个问题，是否存在一些清热解毒药不具有抗菌消炎的作用？当然有！

对抗菌消炎的作用，有很多方法来认定。目前，研究人员已经可以通过实验测定中药的体外抗菌消炎活性，但是体外研究仅提供参考。例如，有学者研究了 113 种中药水煎剂对铜绿假单胞菌的体外抗菌作用。结果发现，牛蒡子、玄参、苦参、龙胆草、栀子等具有清热解毒作用的中药，并不具有体外抗菌作用。

第二个问题，是否存在一些非清热解毒药，但具有抗菌消炎的作用？当然也有！

同样是刚才 113 种中药水煎剂的体外抗菌试验，从结果可知，五倍子、厚朴、枳实、乌梅、艾叶等非清热解毒中药，同样具有抗菌活性。

也有研究对比了诸多中药的抗菌活性，发现人参、桂枝、茯苓、丁香和干姜等非清热药，甚至是药性相反的辛温助阳药，也同样具有抗菌消炎的作用。

所以，清热解毒中药与抗菌消炎作用之间，不具有明显的相关性。

其实，清热解毒是中医中药的功效概念，主要针对热毒证。当人体出现热毒侵犯肺卫、热毒下迫大肠、热毒蕴结皮肤等病证的时候，就需要用清热解毒药，很多时候还要配伍其他中药使用。

所以，我们可以说，感冒类似于现代医学上的急性上呼吸道感染，胸痹类似于现代医学上的冠心病心绞痛。但是，治疗感冒的中药，并不相当于中药里面的抗过敏药和退热药；治疗胸痹的中药，也不相当于中药里面的抑制血小板聚集药和血管平滑肌松弛剂。对中药来说，靶点更为广泛，作用也更为复杂，不是单一的受体或通路可以解释的。

所以，清热解毒药不是中药里面的抗菌消炎药。也不能说，出现了细菌感染，用清热解毒药就可以。

实际上，临床用中药治疗细菌感染时，还是需要根据患者的证候，在中医气血阴阳和中药四气五味理论框架下，且在中医师指导下组方用药。而现代实验对中药抗菌消炎作用的研究结果，可供临床参考，但并不是选药的决定因素。

嗓子疼，含个含片就可以吗？

秋冬季节时，在我国大部分地区，很多人都会出现嗓子干疼的现象。碰到这种情况，不少人会选择含一个含片让嗓子保持舒爽。

那么，这样做对不对呢？治疗嗓子疼就是含一个含片这么简单吗？

首先，我们要告诉大家，市场上的含片有很多种。有些是药品，如清咽滴丸、西瓜霜清咽含片、复方草珊瑚含片等；有些是保健品，如念慈菴蜜炼枇杷糖、胖大海润喉糖、罗汉果润喉糖等；有些是中药，有些是西药；有些可以用来治疗急性咽炎，有些只是慢性咽炎的缓解药。

这些产品在外包装和宣传语上，并没有太大区别，但是如果仔细阅读说明书和批准文号，就能看出差异。药品有明确的非处方药标识，而保健品则会有"小蓝帽"标识。

为什么要这样区分呢？

原因在于，从功效上看，药品具有治疗作用，而保健品仅仅有改善作用。

所以，如果您的嗓子疼较为严重，或者已经被诊断为急性咽炎时，再选用润喉糖之类的保健品就不合适了。因为它们不具有治疗急性咽炎的作用，只能带来临时的咽部舒爽感。

除此之外，还需要关注含片的成分。

无论是药品还是保健品，很多含片都选择以中药为主要成分，例如罗汉果、胖大海、金银花、薄荷、黄芩等。这些中药往往都有疏散风热、利咽生津的作用，能够缓解咽干、咽痛的症状。

但是，并不是所有含片都是纯中药，含有西药成分的含片同样存在，例如西地碘片。这种分子状态的碘能够释放作用于蛋白质的碘分子，对多种细菌繁殖体、真菌、芽孢、病毒等有杀灭作用，对咽喉炎、白色念珠菌感染性口炎等疾病具有疗效。

那么，如此多样的含片，该怎么选用呢？

原则是：根据急性和慢性的区别来选用。

咽炎分为急性起病的急性咽炎和反复发作的慢性咽炎。前者主要表现是急性咽喉部肿痛，后者则是反复发作的咽干、咽痛。

而大多含片也可以分为急性咽炎治疗用药和慢性咽炎治疗用药。

例如，由具有清热解毒作用的中药（如黄芩、金银花、冰片、人工牛黄等）组成的含片，一般适用于急性咽炎或慢性咽炎急性发作的患者。而由具有养阴清热作用的中药（如地黄、玄参、麦冬、胖大海等）组成的含片，大多适用于慢性咽炎的患者。

另外，如果咽痛十分剧烈，伴有发热、吞咽困难等情况时，可能出现了较为严重的细菌感染或其他并发症情况，这就不是含片可以解决的了，患者应该及时就医。

所以，嗓子疼时，不是简单选择一个含片就可以治疗的。

贫血了，就要吃补血药吗？

很多女性都会出现贫血的情况，这个时候，大家往往会选择服用像阿胶这类中药补血药。那么，贫血就应该吃补血药吗？

实际上，在讨论这个问题时，很多人忽视了这两者概念的区别。

"贫血"是一个西医学概念，而"补血"则是一个中医学概念。西医学概念上的贫血，是指人体外周血红细胞数量减少及血红蛋白浓度降低，低于正常范围下限的一种常见的临床表现。

贫血的原因有很多，有些是因为红细胞生成量减少，如再生障碍性贫血、巨幼红细胞贫血、缺铁性贫血等；有些是因为红细胞消耗过度，如溶血性贫血、失血性贫血等。贫血的主要症状表现包括头晕、耳鸣、失眠、皮肤苍白等。

而中医学上的补血，是针对中医血虚证的治疗方法。什么是血虚证呢？顾名思义，血虚证就是指气血亏虚的状态，以面色淡白或萎黄，唇、舌、指甲色淡，头晕眼花，心悸多梦，月经量少、色淡、延后或经闭，脉细等为常见证候，并进一步造成脏腑、经络和形体失养的一种常见中医病证。

那么，贫血就是血虚吗？

答案是：二者很像，但不一样，有的贫血就是血虚证，但有的贫血并不以血虚为主。

例如，有些贫血患者并没有明显的症状，不能认定为血虚证，但从理化检验指标角度看，符合贫血的疾病诊断。

从中医治疗指南的角度看，很多贫血的常见证型中，包含血虚证之外的其他类型。例如：

巨幼红细胞贫血的常见证型：心脾两虚、脾肾阳虚和肾阴不足。

缺铁性贫血的常见证型：脾胃虚弱、脾肾阳虚和肝肾阴虚。

再生障碍性贫血的常见证型：肾阴虚、肾阳虚、阴阳两虚、脾肾阳虚、肝肾阴虚、热毒炽盛、血热妄行。这些证型的贫血患者也不是以血虚证为主的。

所以，只有血虚证或兼有血虚证的贫血患者，才会采用以补血为主的治疗方药。其他证型的治疗中，补血的方药就需要根据具体证型结合使用。

例如，在指南的推荐中，脾肾阳虚的贫血患者主要是用黄芪、白术、党参、甘草、附子、肉桂等补气助阳中药，或者选用金匮肾气丸和四君子丸治疗为主，可以结合补血药。这就说明，从中医学角度看，现代医学的贫血，不是简单的补血就能解决的，而是需要补气助阳、补肾滋阴等中药的参与才行。

那么，血虚就是贫血吗？

答案：不一定，但在特定阶段，有的血虚患者会被诊断为贫血。

为什么这么说呢？因为中医的血虚证是一个基本证型，贫血时会出现血虚，月经不调时会出现血虚，患头痛、冠心病、皮肤瘙痒、不孕不育、脑血管病、手术后发热等其他类型疾病时也会有血虚证的表现。但是这个时候，血红蛋白的含量可能是正常的。

所以，虽然都和血有关，但是中医血虚证的定义要大于贫血的定义，中医血虚证的治疗也不是靠补铁、补叶酸能解决的。

那么，在哪些特定阶段，血虚患者会被诊断为贫血呢？比如孕妇表现为血虚证时多为缺铁性贫血，主要治疗策略就是补铁；手术后失血或月经过多的患者，从病因上看，就是血虚，从指标上看，也很有可能被定义为贫血。

血虚证仅仅只是中医的一个基本证型，它是简单的。而疾病的发生发展是复杂的，不会简单限定于血虚证这一种，而是会涉及心、脾、肝、肾等多个脏腑和气血、阴阳各个方面。总而言之，疾病的治疗需要多方面综合考虑。

所以，贫血了，可不仅仅是吃点阿胶之类的补血药这么简单就能治疗的，还需要综合考虑、全面调整，在医生指导下规范治疗。

一咳嗽就吃止咳药，能行吗？

很多人会觉得，咳嗽了就应该吃止咳药，吃了止咳药，咳嗽就好了。那么，一咳嗽就要吃止咳药吗？

关于这个问题，我们需要从中药和西药两个角度分开来看。

为什么要分开看呢？因为中药止咳药和西药止咳药有明显的不同。

从品种数上来看，西药止咳药的品种数比较少，主要是右美沙芬、福尔可定、可待因、吗啡等；而中药止咳药的品种数很多，如枇杷叶、苦杏仁、川贝、百部、紫苏子、前胡、桔梗、桑白皮、半夏、罂粟壳等。

从药理作用机制来看，西药止咳药几乎都可以叫作镇咳药，因为基本上都是通过抑制延髓咳嗽中枢来实现止咳的。而中药的止咳作用往往比较复杂，它通过影响咳嗽过程的诸多环节来实现最终的止咳目的。所以，中药和西药要分开看。

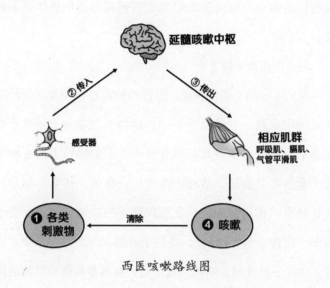

西医咳嗽路线图

由于咳嗽本身就是人体的反射保护机制，是促进痰液排出的行为。所以，当气管、支气管出现细菌性或病毒性炎症这种异常情况的时候，通过咳嗽可以将呼吸道自我保护时产生的痰液（含有大量病菌或毒素）排出。

所以，只要你的咳嗽是在帮助机体排出痰液，这种咳嗽就是有积极意义的，不应该盲目抑制。

但是，由于西药止咳药往往都是抑制延髓咳嗽中枢的镇咳药，所以，它们会通过中枢指令来直接抑制咳嗽，可能阻碍了痰液的排出，不利于治疗疾病。所以，一咳嗽就吃西药镇咳药或咳嗽痰多的时候吃西药镇咳药的做法是不建议的。

但是中药就不同了。

我们通过例子来看一看。通宣理肺丸是一种常用的治疗咳嗽的中成药，它的说明书中，功能主治项写着：用于风寒束表、肺气不宣所致的感冒咳嗽。它的说明书前6种中药（紫苏叶、前胡、桔梗、苦杏仁、麻黄、甘草）都是具有止咳平喘作用的中药，在医保目录的功效分类里，它也属于"化痰止咳平喘剂"，适用于外感风寒导致的咳嗽。所以，这是一种宣肺止咳药。这个药，在风寒咳嗽一开始的时候就能吃。

再比如，小儿肺热咳喘口服液，从名称上就能知道，这是一种治疗肺热咳嗽和喘息的中成药，其说明书功效主治为：清热解毒，宣肺化痰。用于热邪犯于肺卫所致发热、汗出、微恶风寒、咳嗽、痰黄，或兼喘息、口干而渴。从成分上看，小儿肺热咳喘口服液由麻黄、苦杏仁、石膏、甘草、金银花、连翘、知母、黄芩、板蓝根、麦冬和鱼腥草组成，属于经典的止咳方——麻杏石甘汤的衍生方，适用于外感风热导致的喘咳。所以，这是一种清热止咳药。这个药，在肺热咳嗽一开始的时候，也能吃。

所以，西药镇咳药，不建议一咳嗽就吃。而中药止咳药，大多可以一咳嗽就吃，但需在中医师指导下使用。

🌿 上火了，就一定要吃清火药吗？

很多人都在说"上火"，很多人都在通过各种食物或药物清火，那么，上火了就一定要吃清火药吗？

为了说清楚这个问题，我们需要知道"上火"的本质是什么。

实际上，"上火"并不是一个专业术语，而是比较通俗的词汇，它通常是指一组有热证表现的症状，如咽干咽痛、口舌生疮，又或大便干燥等。

但是，从中医理论角度看，同一个症状表现，在不同的人身上，可能会有不同的原因，也就有不同的治法，这叫作"同病异治"。所以，即使都表现为"上火"和口干口渴，但不同的人发病原因不同，治疗方法也不同。

所以，在能够治疗"上火"的药物里，除了清火药，也有很多其他药物。清火药主要适用于实热证类型的"上火"，而其他类型的"上火"，比如阴虚证类型的"上火"、气滞证类型的"上火"等，就不能单纯靠清火药来治疗，而是需要使用养阴药、理气药等来解决。

也就是说，"上火"的人，并不一定都需要清火药，不是实热型"上火"的人，不应该以清火药为主来治疗"上火"。

常见的清火中药有哪些呢？有石膏、知母、栀子等清热泻火药，有黄连、黄芩、龙胆等清热燥湿药，有金银花、连翘、板蓝根、蒲公英、鱼腥草等清热解毒药。薄荷、菊花、大黄、牛黄、冰片、雄黄等中药也具有清热散热的作用。

常见的清火中成药有哪些呢？有三黄片、黄连上清丸、牛黄解毒丸、牛黄清火丸、清热解毒口服液等，这些中成药也多含有上述清火中药。

除此之外，还有哪些中药，不是清火药却能治疗"上火"呢？我们一起来看一看。

·麦冬，一味清热养阴的中药，主要用于治疗阴虚火旺所致的咽干咽痛、口渴便秘、失眠烦躁等症，适用于阴虚内热的"上火"者。

·沙参，一味清热养阴的中药，主要用于治疗阴虚火旺所致的咽干燥咳、口干口渴等症，也适用于阴虚内热的"上火"者。

·玄参，一味清热凉血的中药，主要用于治疗血热阴虚所致的咽喉肿痛和咽干涩痛，是治疗咽干咽痛的专用药，适用于血热阴虚的"上火"者。

·生地黄，一味清热凉血的中药，还能够止血，主要用于口渴、流鼻血、大便干燥等症状，适用于"上火"或同时出现血热出血者。

·丹参，一味清热活血的中药，主要用于血瘀热结所致的烦躁、失眠、痈肿等，适用于瘀热互结的"上火"者。

·凌霄花，一味清热活血的中药，主要用于血热血瘀所致的风疹、头痛、酒渣鼻等，适用于血热血瘀的"上火"者。

实际上，现有的中成药里，口炎清颗粒、养阴清肺口服液、血府逐瘀胶囊就是分别从养阴清热、凉血清热和活血清热角度，治疗阴虚型上火、血热型上火和瘀热互结型上火。

所以，出现了"上火"，不要盲目选用清火药，而是要根据虚实类型，在中医师指导下对证选用。

都说有些中药不宜长期服用，多长时间算长期呢？

在很多中成药说明书的注意事项中，会写着这样一句话：本品不宜长期服用。很多朋友都会问，多长时间算长期呢？1周、1个月，还是1年？

在正式讨论之前，我们需要明确两个概念。

一是关于"长期用药"的界定。我们需要明确两种形式。第一种，连续不间断服用，昨天吃、今天吃、明天还吃，一直吃下去。第二种，间断性地连续服用，这周吃1次，下周吃2次，再下周吃2次，并不是天天吃。我们希望大家明白，这两种形式，都属于"长期用药"。

二是不同中成药的组方不同，成分不同，造成不能长期服用的原因也不同。以牛黄解毒片为例，牛黄解毒片的组成为人工牛黄、雄黄、石膏、大黄、黄芩、桔梗、冰片、甘草，在这个组方里，需要重点关注的毒性中药就是含有砷元素的雄黄。举一反三，任何含有雄黄的中成药，都需要注意服用时长的问题。

也就是说，我们在讨论某中成药是否能长期服用的问题时，一定要首先明确该中成药中需要重点关注的中药是什么。

接下来，我们就以雄黄为例，来讨论一下，含有雄黄的中成药应该服用多长时间。

雄黄是一种矿物药，是《中国药典》明确标示的毒性中药，主要成分为二硫化二砷，具有解毒杀虫、燥湿祛痰的功效。既然是一种毒性中药，那么，使用不当就会造成中毒。

从已经公开发表的案例来看，服用含雄黄制剂后因不良反应就诊的时间长短不同，有些很短（24小时内），有些很长（3～7年），这与组方配比、制剂类型和服用量有关。

一般来看，自制的雄黄制剂、雄黄酒，因采用的炮制品和配比制法均不可控，所以出现砷中毒的概率更高，严重中毒的可能性更高。而服用含有雄黄的中成药，一般在数月或几年后才会因为较为明显的不良反应而就诊。

那么，这个服用时间要怎么把握呢？

含有雄黄的中成药，都是治疗急性病或急症的短期用药，而不是治疗慢性疾病的长期用药，例如，牛黄解毒片、牛黄至宝丸、小儿惊风散、小儿七珍丸、六神丸、梅花点舌丸等。

急性病用药，一般的疗程是 3～7 天。如果 3～7 天还不起效，应该及时停药或换药。所以，连续服用超过 7 天的，应联系医生评估治疗效果。

如果是连续服用，无论是间断性还是不间断性，一般 3 个月就应该进行安全性评估，也就是说，3 个月就已经算是长期了。国家药监局在修订牛黄解毒片的说明书时也提到：有连续用药半年（6 个月）以上出现砷中毒的报告。所以，连续服用超过 6 个月的，应尽快停药，更换其他更为安全的治疗方案。

而连续服用 1 年以上时，无论是间断性服用还是连续性服用，无论是否出现砷中毒的症状表现（最经典的表现就是皮肤病变、皮肤角化和皮肤色素沉着等），都应该尽快停药并检查准金属元素蓄积的情况。

第三章

『方』：
字里行间藏着的秘密

中成药"顾名思义"到底行不行？

人如其名，药如其名，中成药的名字是我们认识和了解它的第一印象。那么，这个第一印象是不是准确呢？我们是否可以只通过名字，就抓住这种中成药的作用特点呢？

下面我们来了解一下中成药的起名方式，经总结，大概有以下4种。

1. 以中成药的主要功效来命名

——感冒清热颗粒：用于治疗感冒的，能够清热解表的中成药；

——眩晕宁片：用于治疗眩晕的中成药；

——便通胶囊：用于治疗大便不通，治疗便秘的中成药；

——稳心颗粒：用于治疗冠心病和心律失常，具有稳定心率波动作用的中成药；

——口炎清颗粒：能够治疗口腔炎症的中成药。

对此类中成药，只要通过名称，我们就可以大致了解其基本功效，对选药和用药有一定的帮助。例如，便秘患者应该不会使用稳心颗粒治疗便秘，而感冒患者也应该不会选用眩晕宁片治疗感冒。

但是也需要注意，由于中医讲究辨证论治，此感冒非彼感冒，此眩晕非彼眩晕，这些中成药均有自己的适应证型，要对证用药，才能收到良好的效果。

2. 以中成药的主要成分来命名

——六味地黄丸：由熟地黄、山茱萸、山药、茯苓、牡丹皮和泽泻 6 味中药组成；

——香连片：由木香和黄连 2 味中药组成；

——银杏叶片：单成分中成药，主要成分是银杏叶提取物；

——柴银口服液：由柴胡、金银花、黄芩、葛根等 11 味中药组成，君药是柴胡和金银花；

——牛黄蛇胆川贝液：由（人工）牛黄、蛇胆和川贝 3 味中药组成。

对此类中成药，只要通过名称，就可以大致了解其主要成分，这在一定程度上避免了重复用药。例如，如果同时开具了六味地黄丸和杞菊地黄丸，或者同时开具了柴银口服液和复方双花颗粒，大家就会觉得，两种药的主要成分雷同了。

但是，主要成分并不代表全部成分，而且这种命名方式也没有提供功效信息，所以，依然具有一定的局限性，不够完整。

3. 以中成药的主要功效＋主要成分来命名

——人参健脾丸：主要成分是人参，基本功效是健脾益气；

——牛黄上清丸：主要成分是人工牛黄，基本功效是清上焦火热；

——复方苁蓉益智胶囊：主要成分是肉苁蓉，基本功效是益智，治疗健忘症；

——贞芪扶正颗粒：主要成分是女贞子和黄芪，基本功效是扶正气；

——马应龙麝香痔疮膏：主要成分是人工麝香，基本功效是治疗痔疮。

此类中成药的命名方式，其实是前两种命名方式的结合，既提示了主要成分信息，也提示了功效信息，是比较科学和全面的。

4. 通过其他一些独特的方法来命名

——金天格胶囊：主要成分是人工虎骨粉，基本功效是健骨，金天格似乎是人工虎骨粉英文名 artificial tiger-bone 的音译。

——仙灵骨葆胶囊：主要成分是淫羊藿、续断、补骨脂、丹参、知母、地黄，其中君药淫羊藿的别名是"仙灵脾"，取了前两个字"仙灵"。同时，该药用于治疗骨质疏松，保护骨质，故取名"骨葆"。

——祖卡木颗粒：是维吾尔族民族药，"祖卡木"是维吾尔语感冒的音译。

——金水宝胶囊、百令胶囊：这两种药都是发酵冬虫夏草菌粉。冬虫夏草的功效是补益肺肾，而中医理论认为，肺属金，肾属水，故而取名"金水宝"。百令胶囊所用的冬虫夏草菌种编号为 C_S-C-Q80，取其中编号"80"的谐音即为"百令"。

——摩罗丹：由百合、茯苓、玄参、乌药等 18 味中药组成，其中君药为百合，百合有一个别名为摩罗，故名"摩罗丹"。

此类命名方式，要么采用主要成分的别名，要么采用谐音，要么采用与成分或功效相关的引申义，使得中成药的名字更具有特色，容易让大家记住。不过，也正是因为没有直接提示主要成分或功效，不容易让老百姓直接读懂，所以选药时更应寻求中医师或中药师的指导。

综合来看，不同中成药的名字传递出来的含义不同，大多数中成药的名字与主要功效或主要成分有关。通过中成药的名字，可以进行"顾名思义"，但得出的结果不是完整的，不能代表中成药的全部治疗特点，也很少包含中医证型的信息。

希望大家正确运用中成药名字这个第一印象，避免错用和误用。

名字里带数字的中成药了解一下？

很多中成药的名字是以数字开头的，例如，三黄片、六味地黄丸等。那么，为什么这些中成药的名字里会有数字呢？这个数字代表什么含义呢？下面就来看看吧。

一捻金

一捻金由大黄、牵牛子（炒）、槟榔、人参、朱砂组成，能消食导滞、祛痰、通便，可用于治疗小儿停乳积食、腹胀便秘、痰盛喘咳等症。

古方中以"一捻金"为名的同名异方有十余个，其中不少方子的服用方法是"每服一捻"。药可捻在手指间，形容用药量极少即可药到病除，故名"一捻金"。组方中的牵牛子和朱砂属于毒性成分，既不用多吃，也不能多吃。

二陈丸

二陈丸由陈皮、半夏（制）、茯苓、甘草组成，为二陈汤的成药形式，能够燥湿化痰、理气和胃，可用于治疗痰湿停滞导致的咳嗽痰多、胸脘痞闷、恶心呕吐。

古人认为，此药使用陈皮和制半夏为君药，而这两种药以陈者为良，故名二陈丸。

三黄片

三黄片由大黄、黄连和黄芩组成，能够清热解毒、泻火通便，可用于治疗三焦热盛所致的目赤肿痛、口鼻生疮、咽喉肿痛、牙龈肿痛、心烦口渴、尿黄便秘。简单地说，它就是一种清热泻下的中成药。

三黄片的名称来历，与组成成分的中药药名有关，3味中药的名称中都带有"黄"字，故名三黄片。

四妙丸

四妙丸由苍术、牛膝、黄柏（盐炒）、薏苡仁组成，能够清热利湿，可用于治疗湿热下注导致的足膝红肿、筋骨疼痛。四妙丸是在二妙散（苍术、黄柏）的基础上发展而来，是用于治疗痿证的方剂。古代医家有言：四味合而用之，为治痿之妙药也。故名四妙丸。

五子衍宗丸

五子衍宗丸由枸杞子、菟丝子（炒）、覆盆子、五味子（蒸）、车前子（盐炒）组成，能够补肾益精，可用于治疗肾虚精亏所致的阳痿不育、遗精早泄、腰痛、尿后余沥。

本方中的 5 味中药均为种子，有补肾的作用，故名五子衍宗丸。

六味地黄丸

六味地黄丸由熟地黄、山茱萸（酒润）、山药、茯苓、牡丹皮、泽泻组成，能够滋阴补肾，可用于治疗肾阴亏损所致的头晕耳鸣、腰膝酸软、骨蒸潮热、盗汗遗精等证。由于这种中成药的组方为 6 味中药，君药为熟地黄，故名六味地黄丸。

七厘散

七厘散由血竭、乳香（制）、没药（制）、红花、儿茶、冰片、人工麝香、朱砂组成，能够化瘀消肿、止痛止血，可用于治疗跌打损伤、血瘀疼痛、外伤出血等证。

七厘散首载于清代《同寿录》，书中记载的用法为：治外伤，先以药七厘[1]，烧酒冲服。因为单次用量为七厘，故名七厘散。

八珍益母丸

八珍益母丸由益母草、党参、白术（炒）、茯苓、甘草、当归、白芍（酒炒）、川芎、熟地黄组成，能够益气养血、活血调经，可用于治疗气血两虚兼有瘀血所致的月经不调，症见月经周期错后、行经量少、精神不振、肢体乏力等。

全方有 9 味药，是在八珍丸的基础上加了益母草，八珍丸是由四君子汤加四物汤组成，补气的同时又补血，故名八珍益母丸。

九气拈痛丸

九气拈痛丸由香附（醋炙）、木香、高良姜、陈皮、郁金、莪术（醋炙）、延胡索（醋炙）、槟榔、甘草、五灵脂（醋炒）组成，能够理气、活血、止痛，可用于治疗气滞血瘀导致的胸胁胀满疼痛、痛经等证。

---

[1] 厘：重量单位，1 厘 = 0.05 克，即中国 1 市两的千分之一。

本方由《鸡峰普济方》的"拈痛丸"加减而来，根据原方的记载，其能够治疗"九种心痛"，故名九气拈痛丸。

十滴水

十滴水由樟脑、干姜、大黄、小茴香、肉桂、辣椒、桉油组成，能够健胃、祛暑，可用于治疗因中暑而引起的头晕、恶心、腹痛、胃肠不适等证。

在《集成良方三百种》中也有十滴水这一中成药（组方不同），用法为"每服 10 滴。病重酌加，温开水和服"。这应该是十滴水名称的由来。

百令胶囊

百令胶囊为发酵冬虫夏草菌粉（C_S–C–Q80）制成的胶囊，能够补肺肾、益精气，可用于治疗肺肾两虚引起的咳嗽、气喘、咯血、腰背酸痛等证，以及用于慢性支气管炎的辅助治疗。"百令"二字是取该药冬虫夏草菌种名称 Q80 中"80"的谐音。

千山活血膏

千山活血膏由土鳖虫、大黄、三七、延胡索、血竭、续断、黄柏、乳香、没药、儿茶、细辛、千年健、山慈菇、泽泻、羚羊角（代）、木香、白及、白芷、桂枝、羌活、红丹、芝麻油组成，能够活血化瘀、舒筋活络、消肿止痛，可用于治疗肌肤、关节肿胀、疼痛、活动不利、跌打损伤，以及腰、膝部骨性关节炎见上述症状者。

万氏牛黄清心丸

万氏牛黄清心丸由人工牛黄、黄芩、黄连、栀子、郁金、朱砂组成，能够清热解毒、镇惊安神，可用于治疗热入心包、热盛动风证，症见高热烦躁、神昏谵语及小儿高热惊厥。

万氏牛黄清心丸是与牛黄清心丸（局方）、同仁牛黄清心丸并列的三大牛黄清心丸之一。由于此方首载于明代医家万全的《痘疹世医心法》，故名万氏牛黄清心丸。

金匮肾气丸，不是《金匮要略》中的肾气丸

有一本中医古书叫《金匮要略》，是汉代名医张仲景写的《伤寒杂病论》的杂病部分。其中有一个经典名方叫肾气丸。

当然，也许你并没有听说过这本中医古书和这个经典名方，但只要去过医院或药店，一定听说过一种中成药，叫"金匮肾气丸"。

将这两件事放到一起，你是不是会认为，"金匮肾气丸"这种中成药就是《金匮要略》这本书里的肾气丸呢？

但是，事实并不是这样。

原因很简单，比较一下药物组成就知道了。

《金匮要略》里面的肾气丸，组方为干地黄、山茱萸、山药、泽泻、茯苓、牡丹皮、桂枝和附子（炮），一共8味药。

而金匮肾气丸这种中成药，组方为地黄、山药、山茱萸（酒炙）、茯苓、牡丹皮、泽泻、桂枝、附子（制）、牛膝和车前子（盐炙），共10味药。

一种由 8 味药组成，一种由 10 味药组成，自然不一样。

不过，从组方上看，这两种中成药还是很像的，金匮肾气丸的组方，完全包含《金匮要略》中肾气丸的成分，只不过多了牛膝和车前子这两味中药。

也就是说，金匮肾气丸（中成药）≈肾气丸（张仲景）+牛膝+车前子。

为什么是"约等于"呢？

原因在于，张仲景是汉代人，汉代用的中药和我们现在用的中药，尽管名字一样，但炮制方法不一样。

例如，金匮肾气丸里面的地黄，在某些地方标准里面，会用到熟地黄，也就是把生地黄蒸了或者用酒炖了之后，再干燥处理做成的中药。但是在汉代，肾气丸里面的地黄，用的都是干地黄，相当于现在的生地黄。所以，还是有些许不同的。

那么，张仲景的肾气丸，到底与现在哪一种中成药比较相近呢？

其实是桂附地黄丸。

根据 2015 年版《中国药典》的桂附地黄丸标准可知，桂附地黄丸由熟地黄、山茱萸（酒炙）、山药、泽泻、茯苓、牡丹皮、肉桂和附子（制）组成，一共 8 味药，与肾气丸完全相同。同时，从组方配比角度看，二者也完全一致。

所以，肾气丸（张仲景）≈桂附地黄丸。

这里的"约等于"，还是因为地黄的炮制品存在古今差异。

综上所述，张仲景所撰的《金匮要略》里的肾气丸，不是现在常用的金匮肾气丸，而是现在的桂附地黄丸。

与汉代的肾气丸相比，现在的金匮肾气丸增加了利尿行水的牛膝和车前子，在温阳补肾的基础上增加了利水消肿的作用。

六味地黄丸，其实是一个小儿专用中成药

一提到六味地黄丸，估计大家都知道，这是一种中老年人保健用药，是补肾阴的。

其实，六味地黄丸原本是一种小儿专用中药方剂。

为什么呢？下面详细说说。

首先，六味地黄丸首载于宋代钱乙的《小儿药证直诀》这本医书中。听名字就知道，这本医书是专门讲小儿疾病的。既然如此，那么首载于这本医书的六味地黄丸，当然也是治疗小儿疾病的方剂。

原文记载：治肾怯失音，囟开不合，神不足，目中白睛多，面色㿠白等方。

什么是"囟开不合"？就是小儿到一定年龄后，囟门应合不合的表现。

既然如此，那么这样一种药，算不算小儿专用中药方剂？

其次，虽说《小儿药证直诀》里有了六味地黄丸，但这组方并非钱乙自创，而是他在张仲景《金匮要略》里"肾气丸"的基础上加减而来的。

怎么加减的呢？减去了 2 味药——附子和桂枝。为什么要减去这两味药呢？因为小儿乃纯阳之体，再用热性药恐火上浇油。

张山雷《小儿药证直诀笺正》说：仲阳意中，谓小儿阳气甚盛，因去桂附而创立此丸，以为幼科补肾专药。所以，做减法就是为了适应小儿体质。

现在临床上常将六味地黄丸用于治疗小儿疾病，例如小儿发育迟缓、小儿反复感冒、小儿糖尿病、小儿遗尿等。

大家看看，这是不是一种小儿专用中成药？

当然，随着应用范围的拓展，六味地黄丸也能用于很多成人疾病的治疗，成为滋补肾阴的经典方剂。

惊蛰、冬至等节气要吃安宫牛黄丸保健吗？

近几年，网络上有一些文章，建议大家在一年之中的几个节气（惊蛰、夏至、霜降和冬至等）服用几次安宫牛黄丸来防病健体，尤其是预防脑血管疾病。

那么，这样的用药方式合适吗？安宫牛黄丸是一种什么样的中成药？

安宫牛黄丸首载于清代吴鞠通的《温病条辨》。《温病条辨》是温热病学说的代表性著作，而安宫牛黄丸又是其中"凉开三宝"之一，所以，安宫牛黄丸是治疗温病最经典的中药复方之一，用于邪热内陷心包证。

什么是邪热内陷心包证呢？听名字就知道，一定是发热性的疾病状态。其实，邪热内陷心包证是比较严重的一类病证，症见高热惊厥和神昏谵语。从现代医学角度看，中风昏迷、脑炎、脑膜炎、中毒性脑病、脑出血、败血症等疾病的患者，都有可能出现高热惊厥和神昏谵语的症状。

也就是说，这原本就是一种急危重症用药。

急危重症用药意味着这一副药里面，有很多"虎狼"之药，也就是毒烈性中药。

我们来看一看安宫牛黄丸的组方：牛黄、水牛角浓缩粉、麝香、珍珠、朱砂、雄黄、黄连、黄芩、栀子、郁金、冰片。这里面，不仅有走窜开窍、性烈的麝香、牛黄和冰片，还有苦寒性强的水牛角、黄连、黄芩和栀子，更有含汞和砷的矿物药——朱砂和雄黄，总而言之：力强效猛。因为只有这样的药物，才能挽救人于危重之际。

安宫牛黄丸到底怎么用呢？

根据《温病条辨》的记载，安宫牛黄丸的用法是：脉虚者人参汤下，脉实者银花、薄荷汤下，每服一丸。兼治飞尸卒厥，五痫中恶，大人小儿痉厥之因于热者。大人病重体实者日再服，甚至日三服；小儿服半丸，不知再服半丸。

从这段记载可以看出来，安宫牛黄丸有一个很明显的根据病情改善情况逐渐加量的过程。如果病情改善没达到预期，那就继续服用；如果病情改善达到预期，就不应该继续服用。所以，"中病即止"的意思非常明确。

也就是说，长期服用和随意服用的方法，绝非安宫牛黄丸原本的用药方法。

而且，安宫牛黄丸的说明书上也标注了大量不适用人群，如寒闭神昏者及孕妇忌服，不宜过量久服，肝肾功能不全者慎用，等等。也就是说，如果不是热闭神昏，就不适合服用。

所以，安宫牛黄丸的适应证是明确的，用药方法也是有基本原则的，任何超出这些既定内容的操作都只能算是顶着药害风险的"试药"行为。

也许有人会说，就算不对证，我只吃1丸安宫牛黄丸，真的会有什么危害吗？

这种事以前有人做过，我们来看一看结果如何。

有人为了纠正自己的热性体质，擅自购买口服安宫牛黄丸1丸，结果变成了经常感冒的"四季易感"体质，治疗了两年都没有明显缓解。

这个病例，记载在1996年《湖南中医杂志》的《经方验案三则》一文中。

还有人因中暑被送往医院，医生认为其符合高热神昏的表现，服用安宫牛黄丸治疗，效果卓著。取效后，医生考虑到患者状态已经发生变化且安宫牛黄丸的药性峻烈，于是调整了治疗方案。但是家属一看，这个药效果这么好，又自己买了1丸吃。结果几小时后，患者就出现了四肢发冷和精神萎靡的表现。

这个病例，记载在 2003 年《中国中药杂志》的《不当使用安宫牛黄丸致体温过低 3 例》一文中。

所以，尽管只服用 1 丸，但是其峻猛的药性仍然会导致较大的不良反应。如果患者体健、正气足，或者体质偏向于湿热内蕴伴气郁，则可能不会表现出什么；但如果患者素体脾胃虚寒或者正气不足，那么就很容易出现严重的不良反应。

这里提醒大家，安宫牛黄丸是治疗高热神昏谵语这种危重症的好药。但是，对在惊蛰、夏至、霜降和冬至节气预防性服用安宫牛黄丸的做法，还是要持谨慎态度，至少它并不是对所有人都适用。如果实在是想服 1 丸，最好在中医师指示下服用。

所以，当再看到某些文章建议在某个节气服用安宫牛黄丸时，请直接忽略。

不能与头孢一起吃的，不是藿香正气，是"水"

很多人都知道，藿香正气水不能和头孢一起吃。但是，大家可能并没有注意过，名字中有"藿香正气"的中成药很多，有藿香正气水、藿香正气口服液、藿香正气软胶囊、藿香正气片、藿香正气滴丸等。

那么，这些药是不是都不能和头孢一起吃？

当然不是。

下面我们来看一下藿香正气水不能和头孢一起吃的原因。

藿香正气水里面含有一种组成成分，叫乙醇，也就是酒精，它在体内会一步一步代谢，最终变成二氧化碳和水排出体外。但是，很多头孢类抗生素可以阻断乙醇在体内的正常代谢，让乙醇在代谢为乙醛后就"卡壳"了。

大量的乙醛待在体内出不去，就会出现胸闷心慌、头痛面红、焦虑等症状，即所谓双硫仑样反应，严重的可能危及生命。

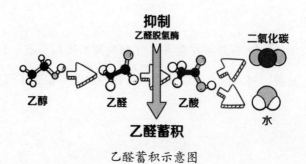

乙醛蓄积示意图

由此可知，不是藿香正气水里面的中药与头孢相互作用，而是藿香正气水的制剂工艺所必需的乙醇与头孢相互作用。

理解了这一点，也就明白了为什么不是所有名字里带有"藿香正气"的中成药都不能与头孢一起服用。因为其他口服液、胶囊、滴丸、片剂等剂型虽然在制作过程中，可能也用到了乙醇，但都会逐步除去，最终给药形式并不含有乙醇。

所以，一般来看，如果质量合格的藿香正气口服液、藿香正气软胶囊、藿香正气滴丸等与头孢一起服用，不会发生不良反应。

同时，既然是藿香正气水中的乙醇与头孢发生的相互作用，那么其他不带"藿香正气"几个字却同样含有乙醇的中成药，也不能和头孢类药物一起服用，例如十滴水、风湿液等。

　　所以，并不是所有藿香正气制剂都不能和头孢一起服用，目前，列入这个名单的也只有含乙醇的"藿香正气水"而已。

复方甘草合剂，主角真不是甘草

复方甘草合剂，一听就知道是以甘草为主要成分的一种复方制剂，与复方甘草片、复方甘草口服溶液一样，是一种治疗咳嗽的中成药。

如果问你这种药的主要成分是什么，你一定会说是甘草。

但是，这个回答是错误的。复方甘草合剂的主角，其实不是甘草，而是其他药物。

那么，复方甘草合剂作为一种复方制剂，除了甘草，还有什么成分呢？

我们来看看药品说明书。根据说明书的记载，复方甘草合剂每 100 mL 含甘草流浸膏 12 mL、甘油 12 mL、酒石酸锑钾 0.024 g、浓氨溶液适量、复方樟脑酊 12 mL、乙醇 3 mL。

看看，有这么多成分。这还没完，复方樟脑酊其实也不是一种单体成分，而是一个复方。那么，在这个复方中的复方里，都有哪些成分呢？

同样，根据说明书记载，每 1 mL 复方樟脑酊含阿片酊 0.05 mL，此外尚含樟脑、苯甲酸、八角茴香油等。也就是说，复方甘草合剂里面的药物成分，除了甘草流浸膏，还包括酒石酸锑钾、浓氨、樟脑、阿片酊、八角茴香油等。

读到这儿，估计很多朋友都看出来了，这里面含有阿片。阿片就是鸦片，一种精神类药物，使用不当就是一种毒品。

现代医学使用阿片酊作为镇咳药，用于咳嗽患者，这符合复方甘草合剂的定位。与此同时，这种定位也决定了与甘草流浸膏之类的成分相比，阿片酊这种麻醉精神类管制的镇咳药物，才是这个药品的主角。

为什么这么说呢？

其实，我们看看药盒包装和说明书就知道了。

——因为含有阿片酊，复方甘草合剂的包装盒和说明书上需要印制麻醉精神类药品的专门标识；

——因为含有阿片酊，复方甘草合剂不能在跨国旅游时携带；

——因为含有阿片酊，复方甘草合剂不宜长期服用，谨防成瘾；

——因为含有阿片酊，复方甘草合剂不能与其他强力镇咳药同时服用；

——因为含有阿片酊，孕妇和哺乳期妇女慎用，胃炎和消化性溃疡患者慎用，运动员慎用；

——同样是因为含有阿片酊，复方甘草合剂这种听起来像中成药的药品，其实是按照化学药物管理的，是标准的西药！

所以，无论从哪个角度看，复方甘草合剂的主角都不是甘草，而是阿片酊。

不是所有名字中带"银翘"的都是中成药

感冒药的家族里面有一类药，名字中有"银翘"二字，如维C银翘片、银翘伤风胶囊、银翘解毒片（丸）、精制银翘解毒片等。"银翘"二字，是金银花和连翘的简称，而名字中含有这两个字的药，组成成分里都会有金银花和连翘。自然而然，大家认为这些药品也都是中成药。

那么，果真如此吗？

让我们来看一下上述4种中成药的组成。

·维C银翘片：金银花、连翘、荆芥、淡豆豉、淡竹叶、牛蒡子、芦根、桔梗、甘草、薄荷油、维生素C、马来酸氯苯那敏、对乙酰氨基酚。

·银翘伤风胶囊：山银花、连翘、牛蒡子、桔梗、芦根、薄荷、淡豆豉、甘草、淡竹叶、荆芥、人工牛黄。

·银翘解毒片：金银花、连翘、薄荷、荆芥、淡豆豉、牛蒡子（炒）、桔梗、淡竹叶、甘草。

·精制银翘解毒片：金银花、连翘、荆芥穗、淡豆豉、牛蒡子、桔梗、甘草、淡竹叶、对乙酰氨基酚、薄荷脑。

由此可知，这4种名字都含有"银翘"的中成药，都是中医方剂银翘散的加减方，但是不完全一样。

哪里不一样呢？比如，有的含有人工牛黄，有的没有；比如，有的用薄荷，有的用薄荷油；等等。但这并不重要，重要的是，这4种中成药，有2种不是纯中药，而是中西药复方制剂。

什么是中西药复方制剂？就是添加了西药成分的中成药，或者叫添加了中药成分的化学药，这种添加不是违规的私自添加，而是获得药品批准文号的合理、合法的添加。目的是提高药物的治疗效果。

我们来看看这两种中西药复方制剂，一种是维C银翘片，含有维生素C、马来酸氯苯那敏和对乙酰氨基酚；另一种是精制银翘解毒片，含有对乙酰氨基酚。

马来酸氯苯那敏是一种抗过敏药，对打喷嚏、流鼻涕等感冒症状有效。对乙酰氨基酚是一种解热镇痛药，用于治疗感冒时发热和头痛、肌肉痛。这两种成分是西药感冒药的常用成分。有多常用呢？以下这些感冒药里都有。

氨酚伪麻美芬片Ⅱ / 氨麻苯美片（日用片）：含有对乙酰

氨基酚、盐酸伪麻黄碱、氢溴酸右美沙芬；氨酚伪麻美芬片Ⅱ/氨麻苯美片（夜用片）：含有对乙酰氨基酚、盐酸伪麻黄碱、氢溴酸右美沙芬、盐酸苯海拉明。

酚麻美敏片：含有对乙酰氨基酚、盐酸伪麻黄碱、氢溴酸右美沙芬、马来酸氯苯那敏。

复方盐酸伪麻黄碱缓释胶囊：含有盐酸伪麻黄碱、马来酸氯苯那敏。

复方氨酚烷胺片：含有对乙酰氨基酚、盐酸金刚烷胺、咖啡因、人工牛黄、马来酸氯苯那敏。

所以，这就造成一个潜在的问题：如果患者误将上述名字中含有"银翘"的中西药复方制剂，当成纯中药与西药一起吃，就会增加不良反应风险。例如，维C银翘片与氨酚伪麻美芬片Ⅱ一起吃、精制银翘解毒片与复方氨酚烷胺片一起吃等，都会造成西药成分的超量，导致副作用增加，甚至肝、肾功能损伤。

让我们来看一则真实的报道。

2018年4月中旬，一篇名为《27岁研究生入院到去世仅7天》的报道在媒体平台上热传，大家在感慨年轻生命陨落的同时，也对发生这个药害事件的原因感到心惊。媒体报道显示，27岁的研究生小张只是因为感冒发热，自行购买了感冒药吃，便出现了这样的后果。他为了让感冒好得快些，联合了数种感冒药，有中药有西药，而且自行增加了剂量，结果导致严重后果。这是一个典型的不合理用药造成的严重不良反应案例。

那么，感冒药真有如此大的安全风险吗？

从药物功效上看，西药感冒药基本上都是缓解感冒症状的对症治疗用药，例如上面提到的氨酚伪麻美芬片Ⅱ、复方氨酚烷胺片、酚麻美敏片等。因为感冒的症状表现很多，有发热、打喷嚏、嗓子疼、流鼻涕等，所以，西药感冒药往往是复方制剂，一种成分解决一个问题。

例如，马来酸氯苯那敏这样的抗过敏药，主要针对打喷嚏、流鼻涕的症状，不打喷嚏只是嗓子疼的感冒患者，其实不需要这种成分。又如，对乙酰氨基酚这样的退热药，主要针对发热、头痛、肌肉痛的症状，不发热、不头痛而只是流鼻涕的感冒患者，其实也不需要这种成分。所以，西药感冒药也不是随便拿来就吃的，同样需要辨"症"用药，而且需要谨慎地注意用法用量，不可超量，最好在医师、药师指导下使用。

下面给大家看一些资料。

1. 马来酸氯苯那敏，通过抑制 H1 受体实现抗过敏作用，常见不良反应包括口干、便秘、咽喉痛、恶心、食欲不振、烦躁、皮肤瘀斑等。药物过量时可出现瞳孔散大、面色潮红、幻觉、兴奋、惊厥，严重病例可出现昏迷、心脏及呼吸衰竭而死亡。根据国外 Micromedex 药物数据库的显示，一般患者，口服马来酸氯苯那敏的每日最大量为 24 mg，超量服用十分危险。

2. 对乙酰氨基酚，通过抑制前列腺素的合成实现解热镇痛的作用，常见不良反应包括皮疹、荨麻疹、药物热及粒细胞减少，长期大量服用会导致肝、肾功能损伤。药物过量时，可很快出现恶心、呕吐、胃痛、腹泻等症状，2～4 天出现肝功能损害（肝区疼痛、肝肿大、黄疸）或肾功能损害（少尿、血肌酐升高）；4～6 天可能出现明显的肝功能衰竭和肾功能衰竭。根据国外 Micromedex 药物数据库的显示，一般患者，用于退热和止痛时，口服对乙酰氨基酚的每日最大量为 3250 mg，超量服用十分危险。上面报道中的小张服用感冒药后出现的肝衰竭，应该与此成分直接相关。

经过简单计算，对于两个均含有氯苯那敏或对乙酰氨基酚的感冒药，无论是西药还是中西药复方制剂，假设患者均按照说明书的用法用量服用，那么二者联用后，对乙酰氨基酚的每日摄入量和马来酸氯苯那敏的每日摄入量都逼近每日最大量，也就是极量。

也就是说，这个剂量像是站在了悬崖边上，只要再有点风吹草动，例如，自身体质因素、肝肾的耐受因素、服药间隔因素等，可能就会造成严重后果。

因此，西药与含有相同西药成分的中西药复方制剂联用，是非常危险的用药行为。也正是这个原因，含有上述成分的感冒药，在说明书的注意事项中都会标明"不能同时服用含有与本品成分相似的其他抗感冒药"。

最后，让我们一起梳理一下含有西药成分的中西药复方感冒药，这些听着像中成药的感冒药，其实都不是纯中药，应该谨慎选择，小心使用。

·维 C 银翘片 / 颗粒 / 胶囊 / 软胶囊：含有维生素 C、马来酸氯苯那敏、对乙酰氨基酚。

·精制银翘解毒片 / 胶囊：含有对乙酰氨基酚。

·感冒清片 / 胶囊：含有对乙酰氨基酚、盐酸吗啉胍、马来酸氯苯那敏。

·感冒灵胶囊 / 片：含有咖啡因、对乙酰氨基酚、马来酸氯苯那敏。

·复方感冒灵片 / 颗粒：含有对乙酰氨基酚、马来酸氯苯那敏、咖啡因。

·金感胶囊：含有对乙酰氨基酚、盐酸金刚烷胺、马来酸氯苯那敏。

·金羚感冒片：含有马来酸氯苯那敏、阿司匹林。

·复方忍冬野菊感冒片：含有阿司匹林、马来酸氯苯那敏、维生素 C。

·新复方大青叶片：含有对乙酰氨基酚、异戊巴比妥、咖啡因、维生素 C。

止嗽定喘丸与定喘止嗽丸，真的很不一样

中成药的名称，往往会提示这种药的作用或成分，但是这种提示是有限的，不完全准确。

这就造成一个现象，有些看起来或听起来很像的中成药，它们的适应证其实相距十万八千里。

比如，止嗽定喘丸与定喘止嗽丸。

从名字上看，这哥俩都是既能"定喘"也能"止嗽"的药，一个把"止嗽"放在前面，一个把"定喘"放在前面，读着都挺顺，看着都挺像。

下面我们来看看它们的成分和功效。

·止嗽定喘丸：由麻黄、甘草、苦杏仁、石膏组成，能够清肺热、平喘咳，可用于治疗发热口渴、咳嗽痰黄、喘促、胸闷。

·定喘止嗽丸：由罂粟壳、石膏、麻黄、苦杏仁（去皮炒）、陈皮、五味子（醋制）、砂仁、甘草组成，能够润肺、定喘、止嗽，可用于治疗阴虚肺热、久嗽痰喘、胸满呕逆、咳痰稠黏、夜卧不安、烦躁口渴。

我们来仔细对比一下。

从成分上看，这两种中成药的组方很像，止嗽定喘丸由4味药组成，而这4味药同时出现在定喘止嗽丸里面，分别为麻黄、甘草、苦杏仁和石膏，即麻杏石甘汤方，是《伤寒论》中的一个经方。

麻杏石甘汤是名医张仲景治疗肺热咳喘的常用方，在临床上应用十分普遍。

那么，定喘止嗽丸除了这个基本方，还加了哪些中药呢？

第一种，罂粟壳。一种能让人上瘾的毒性中药。罂粟壳含有阿片类生物碱，在中医临床上往往用于敛肺、涩肠、止痛，药性为酸涩，可用于治疗咳嗽、久泻和疼痛。

第二种，五味子。一种药食同源的酸味药，能敛肺止咳。

第三种，陈皮。一种家里就有的理气中药，能理气祛痰。

第四种，砂仁。一种能做调料的化湿中药，能理气化痰。

于是，定喘止嗽丸在麻杏石甘汤的基础上，增加了敛肺止咳的罂粟壳和五味子，增加了理气祛痰的陈皮和砂仁。

在这种中成药的说明书成分表里，罂粟壳排名第一，说明它很重要。也就是说，定喘止嗽丸的敛肺止咳作用很突出，对慢性的干咳和咳喘效果比较好。

所以，止嗽定喘丸是一种治疗肺热咳喘的常用中成药，感冒咳嗽符合证型的就可以吃。

而定喘止嗽丸是一种敛肺止咳，用于治疗慢性咳喘的中成药，感冒咳嗽不建议吃。当然，它的说明书也提示了"感冒咳嗽忌服"。

清热解毒口服液与清热解毒颗粒，差的不只是剂型

一般情况下，大家都会认为，清开灵口服液和清开灵片应该只是剂型的不同，而药物组成成分是一样的。

这个观点，99% 是正确的。

那么，还有 1% 呢？

还有 1% 就是药物组成成分不同的特殊情形，比如，清热解毒口服液与清热解毒颗粒。

清热解毒口服液是一种液体制剂，清热解毒颗粒是一种颗粒剂。除了剂型之外，这两种药的组成成分也有不同。

首先，清热解毒口服液是一个药典品种，其组方被《中国药典》收录。根据《中国药典》的描述，清热解毒口服液由 12 味中药组成，如表 3-1 所示。

表 3-1　清热解毒口服液（《中国药典》）组成

成分	含量 /g	成分	含量 /g
生石膏	670	甜地丁	67
金银花	134	黄芩	67
玄参	107	龙胆	67
地黄	80	板蓝根	67
连翘	67	知母	54
栀子	67	麦冬	54

熟悉中药的朋友们可以看出来，这里面有不少清热药，如石膏、金银花、黄芩、板蓝根等。

接着，我们来看清热解毒颗粒。清热解毒颗粒不是药典品种，《中国药典》并没有收录清热解毒颗粒，它的药品组方在其他标准里。有一个标准，编号为 WS$_3$–241（Z–231）–2004（Z）的国家食品药品监督管理局《国家药品标准》，在这份药品标准里，清热解毒颗粒也是由 12 味中药组成，组方用药与清热解毒口服液是完全一样的。

但是，在《中华人民共和国卫生部药品标准·中药成方制剂》（简称《部颁标准》）里，也有清热解毒颗粒，编号为 WS$_3$–B–2618–97。这个清热解毒颗粒就有点意思了，它由 9 味中药组成，如表 3–2 所示。

表 3-2　清热解毒颗粒（《部颁标准》）组成

成分	含量 /g	成分	含量 /g
黄连	3	大青叶	30
水牛角	60	连翘	15
玄参	15	知母	15
金银花	15	石膏	60
地黄	30		

从组方的药味数目就能看出来，这两个标准不一样，前者为 12 味，后者为 9 味。不过，从成分上看，这两个组方的相似度还是比较高的。

究竟有多相似呢？我们来比较一下这两个组方。

这两个组方，共用的成分是石膏、金银花、玄参、地黄、连翘和知母，一共是 6 味药，占比分别为 1/2 和 2/3。其余独特的成分，在批准文号的尾号为"2004（Z）"的组方中，独有的成分是栀子、甜地丁、黄芩、龙胆、板蓝根和麦冬，除了麦冬为养阴中药，其他都是清热解毒泻火的中药。在批准文号的尾号为"97"的组方中，独有的成分是黄连、水牛角和大青叶，基本上也都是清热解毒的中药。

所以，虽然两种清热解毒颗粒的组方不一样，但是功效确实十分相近，用 8 个字可以概括：清热解毒、养阴生津。

当然，相同是主要的，但还是各有侧重点。

主要体现为，含有黄连和水牛角的清热解毒颗粒，定惊除烦的作用较强。这一点，从药品标准的功效记载上，隐约有所反应。

批准文号的尾号为"2004（Z）"的清热解毒颗粒，功能主治描述为：清热解毒。用于热毒壅盛所致的发热面赤、烦躁口渴、咽喉肿痛等症；流感、上呼吸道感染见上述证候者。

批准文号的尾号为"97"的清热解毒颗粒，功能主治描述为：清热解毒，养阴生津，泻火。用于风热型感冒、流行性腮腺炎，以及轻、中型乙型脑炎。

批准文号的尾号为"97"的清热解毒颗粒含有水牛角，而乙型脑炎常伴有惊厥烦躁的临床表现，两者相呼应。

回到题目，清热解毒口服液与清热解毒颗粒只是剂型不同吗？

答：有时候是，有时候不是。

国家食品药品监督管理局编号为 WS_3-241（Z-231）-2004（Z）的清热解毒颗粒与清热解毒口服液成分相同，剂型不同。

《部颁标准》中编号为 WS_3-B-2618-97 的清热解毒颗粒成分与清热解毒口服液有一定区别。

当然，无论是哪一种药，功效是十分相似的，都是清热解毒、养阴生津。

正红花油里竟然没有红花？

正红花油是一种外用药，常用于治疗跌打损伤。这个药品听起来像是一种中成药，而且像是一种以红花为主要成分的中成药。但是很遗憾，真实情况是，这个药里面根本没有红花！

我们来看看说明书。

从一款国内常见的正红花油说明书可以看到，它的成分是水杨酸甲酯、松节油、白樟油、桂叶油。其主要功效是祛风止痛，可用于治疗风湿性骨关节痛、跌打损伤、感冒头痛、蚊虫叮咬。

看，真的没有红花。

那么，正红花油里面的这些成分，都是些什么呢？

·水杨酸甲酯，是冬青油的主要成分，冬青油主要是由平铺白珠树的叶经蒸汽蒸馏而得的一种精油。

·松节油，为松科松属若干植物中渗出的油树脂经蒸馏或提取得到的挥发油。

·白樟油，为粗制樟脑油的一种成分，用压滤法除去粗樟脑结晶后，滤出液经真空分馏，其第一馏段即为白樟油，主要成分是桉叶素。

·桂叶油，就是肉桂的叶经蒸馏提取所得的芳香油。

看看这些成分，要么来自樟树，要么来自松树，要么来自肉桂。而红花，是菊科植物红花的干燥花。所以，正红花油与红花的确没什么关系。

那么问题来了，为什么要叫正红花油呢？

其实，我们刚才看到的正红花油，只不过是所有红花油大品种中的一种。除此之外，在国内还有依马打正红花油、岭南正红花油和斧标正红花油。

从成分的角度看：

·依马打正红花油：成分为水杨酸甲酯、桂叶油、丁香油、香茅油、血竭、红花，能活血散寒、消肿止痛，可用于治疗风湿骨痛、腰酸腿痛、头风胀痛、扭伤瘀肿、跌打伤痛、蚊虫叮咬。

·岭南正红花油：成分为桂叶油、桂皮醛、香茅油、松节油、冬青油，能祛风通络、散寒止痛，可用于治疗筋骨酸痛、肌肉疲劳、跌打扭伤。

·斧标正红花油：成分为桂叶油、肉桂油、香茅油、松节油、血竭，能温经散寒、活血止痛，可用于治疗风湿骨痛、筋骨酸痛、扭伤瘀肿、跌打损伤、蚊虫叮咬。

仔细比较一下，我们发现，的确有一种正红花油含有红花，那就是依马打正红花油。也正因为含有红花，所以依马打正红花油具有比较明确的活血化瘀的作用。而其他正红花油，不含有红花成分，功效上也更加侧重于祛风散寒止痛。

除此之外，还有一种类似的药品，叫"红花油"。不过，根据《部颁标准》的记载，这种"红花油"的组成为丁香罗勒油、水杨酸甲酯、姜樟油、肉桂油、桂皮醛、柠檬醛和冰片。也不含红花。

那么，既然不含红花，"正红花油"这个名字，究竟是怎么来的呢？

其由来大概有这几种可能。

第一，最早的正红花油含有红花，能活血化瘀，治疗跌打损伤，后来在逐渐演变的过程中，有些产品弃用了红花，但仍然保留了"正红花油"的名字。

第二，正红花油的发源地在东南亚，据说原产自新加坡，其本质就是一种植物挥发油制剂。

其实，新加坡这类植物精油制剂非常多，除了正红花油，还有驱风油、万金油、海狗油、拳头油等。在新加坡超市里的正红花油，英文为 pure red flower oil。其中，"pure"是纯正的意思，"red"为红色，"flower oil"原意为"花做的油"，引申意为"精油"。

所以，也许本意就是想说"一种红色的植物精油"，只不过翻译的时候变成了"正红花油"。

都含有当归，为什么一个叫人参健脾丸，一个叫人参归脾丸？

在中药的补益药里面，有 2 个很有名的品种，一个叫人参健脾丸，一个叫人参归脾丸。

那么，这两种药有什么相似之处，又有什么区别呢？

人参健脾丸，顾名思义是用来"健脾""补脾"，治疗脾虚的。

说明书完整的功效主治记载是：健脾益气，和胃止泻。用于脾胃虚弱所致的饮食不化、脘闷嘈杂、恶心呕吐、腹痛便溏、不思饮食、体弱倦怠。

简单来说，有些人总觉得疲惫，也没什么食欲，或者大便经常偏稀，那么这一类人可能就是脾虚，适合用人参健脾丸来治疗。

那么，人参归脾丸呢？

从说明书上看，人参归脾丸的功效主治是：益气补血，健脾养心。用于心脾两虚、气血不足所致的心悸、怔忡、失眠健忘、食少体倦、面色萎黄以及脾不统血所致的便血、崩漏、带下。

对比一下，从功效主治中很容易就会发现，这里面出现了一个人参健脾丸的说明书中不曾有的高频汉字——血。

也就是说，人参健脾丸的适应证主要停留在消化系统，而人参归脾丸的功能已经跨越到血液系统了。

有一种说法认为，人参归脾丸中的"归"是归经的意思，也就是说，这个药是治疗脾部疾病的。中医理论认为，脾统血，所以这个药可以治疗血虚。

也有一种说法认为，人参归脾丸中的"归"就是指当归，人参归脾丸里面含有当归，故名"归"。当归具有补血的作用，所以这个药可以治疗血虚。

但是，这两种说法都有些问题。

首先，能治疗脾部疾病的药，不代表能治疗血虚。人参健脾丸也入脾经，怎么就只治疗消化系统的问题呢？

其次，人参归脾丸含有当归不假，但人参健脾丸也含有当归，怎么人参归脾丸就可以治疗血虚呢？

所以，简单从归经和当归的角度，都不能完美地解释为什么人参归脾丸的功效侧重点转向了补血养血。甚至从组方用药角度看，人参健脾丸与人参归脾丸的组方还十分相似，含有 8 味相同的中药，占全部组方中药的 75% 以上。按理说，它们的功效应该很相似才对。

那么，造成这种差异的真实原因是什么呢？

实际上，在中药组方配伍理论中，有一个概念叫君臣佐使。即在一个由多味中药组成的复方里面，有一些药比其他药重要，这些重要的组方中药就是君药或臣药。君药和臣药往哪里走，整个复方就往哪里走。

人参健脾丸由 11 味中药组成〔人参、白术（麸炒）、茯苓、山药、陈皮、木香、砂仁、黄芪（炙）、当归、酸枣仁（炒）和远志（制）〕。其中，用量占比最大的中药有 1 味，麸炒白术。用量占比次大的中药有 2 味，炙黄芪和山药。

这 3 味药再加上人参，全是补气健脾药，它们决定了人参健脾丸的功效走向。

人参归脾丸由 10 味中药组成〔人参、白术（麸炒）、茯苓、甘草（炙）、黄芪（炙）、当归、木香、远志（去心）、龙眼肉、酸枣仁（炒）〕。其中，用量占比最大的中药有 5 味，分别是当归、茯苓、麸炒白术、远志和龙眼肉。

看看，当归进入了第一梯队。

于是，人参归脾丸的功效就从人参健脾丸的健脾补气转向了补血。更准确的说法是，走向了气血双补。

逍遥丸、调经促孕丸和乌鸡白凤丸，男人也能用

一般来看，男人是不会去看妇科病的，治疗妇科病的化学药物也不能轻易给男性患者用。所以，如果看到医生给男性患者开具了治疗月经不调的黄体酮，那大概率就是开错了。

那么，假如是给男性患者开具治疗月经不调的逍遥丸，或者调经促孕丸，或者乌鸡白凤丸呢？这些药男性能不能用呢？

答：能用。

以逍遥丸为例，逍遥丸由柴胡、当归、白芍、白术（炒）、茯苓、甘草（炙）、薄荷组成，能疏肝健脾、养血调经，可用于治疗肝郁脾虚所致的郁闷不舒、胸胁胀痛、头晕目眩、食欲减退、月经不调，是一种常用的妇科中成药。

也许你会说，逍遥丸是一种养血调经的中成药，主要治疗月经不调等妇科疾病，当然只能给女性患者服用。

其实不然。治疗月经不调的化学药物，锚定的是性激素水平，是通过干预人体内分泌系统来实现药效的。而逍遥丸则不然，它锚定的不是内分泌系统，而是肝郁脾虚证这个证型，是通过疏肝健脾、纠正肝郁脾虚证来实现药效的。

干预性激素水平的化学药，男性患者是不能随便吃的，但疏肝健脾的中药，只要符合肝郁脾虚的病证，无论男性女性，都能服用。所以，逍遥丸可以用于任何肝郁脾虚型的病证，除了月经不调之外，还包括失眠、抑郁症、更年期综合征、肠易激综合征、脂肪肝等疾病。在治疗这些疾病时，当然应该包括男性患者。

从逍遥丸的组方上看，柴胡、当归、白芍、炒白术、茯苓、炙甘草、薄荷，无论哪一味中药，都是男女皆可使用的。也就是说，虽然配伍后的成方是一种常用于治疗妇科疾病的中成药，但从单味中药角度看，并不存在只能用于女性患者的中药。

所以，中成药治疗锚定的是证型，常用于治疗妇科疾病的中成药，同样可以治疗证型相符的其他疾病。

根据文献记载，逍遥丸不仅能够用于治疗失眠、脂肪肝、更年期综合征等疾病，而且可以专门用于治疗慢性前列腺炎、勃起功能障碍、遗精等男科疾病。当然了，这些男性患者都符合逍遥丸所治的肝郁脾虚证型，不符合这一证型的患者是不适合使用的。

实际上，由于工作、生活压力不断增加，且全社会缺少心理疏导的氛围，导致很多男性出现焦虑或抑郁状态，如易怒、酗酒。心理状态不太健康，即所谓"肝郁"状态，便可以用逍遥丸来治疗。

简单来说，只要病证相符，男人也可以服用逍遥丸。

这几种"中医秘方"不能信

一些假借中医旗号的人，往往说自己有治疗某某疾病的"秘方"，既然是保密的，所以不能告诉你成分和配方。这就给了骗子们可乘之机。

下面我为大家总结一下，什么样的"中医秘方"不能信。

1. 千人一方、万人一方的秘方

众所周知，中医治疗讲究辨证论治。也就是说，即使是同一疾病，不同患者的处方也是不一样的，是中医师根据患者的不同证型、不同体质、不同病情程度、不同的既往治疗史，甚至不同地区药材的使用习惯，给予不同的处方。

简单来说，中医需要三因制宜，需要给不同患者开具不同的处方，以获得最大的疗效。所以，千人一方、万人一方的秘方，违反了辨证论治的原则，不能信。

也许你会说，中成药不就是千人一方、万人一方吗？是的，但请注意，中成药的选用必须要求辨证，必须对证，服用这种中成药的人，应该都是同一种证型才对。比如，便秘的肠燥型可以用麻仁润肠丸，而不是说，所有便秘患者都适合用麻仁润肠丸。

2. 宣称能够治愈西医疾病的秘方

中医和西医是两个不同的治疗学体系，两者对疾病和药物的认识是不同的。中药的合理用药，理应在中医药理论指导下的病证概念框架中使用。

如果不经过中医辨证就使用中药处方治疗西医的疾病，非但无效，还可能会出现副作用。因此，直接宣称能治愈西医疾病（如高血压、糖尿病、癌症）的中药秘方是不能信的。

3. 含有一些奇异药物的秘方

虽然自然界有很多动植物，但是有一些可以当作药材来用，有一些却不能当作药材来用。具体有哪些品种，都收录在药典和各地的中药标准里。从合法性角度看，国家或地方标准未收录的动植物是不可以当作药物来使用的。一旦使用，可能会有未知的严重安全风险。

从传统中医文化角度看，"不贵难得之货，不求远邦之药"才是正统的济世行医的理念，囤积居奇，从来都是贪图利益的商人和骗子才喜欢的把戏。所以，含有一些奇异药物的秘方，不能信。

4. 将早已公开的经验方伪装成秘方

目前，市面上流传最多的一种秘方，其实就是某本医书中早已公开的经验方。只不过，由于大家不是中医出身，不看医书古籍，故而不了解这些经验方罢了。只要翻翻书，就能看到这些"秘方"。

这种伪"秘方"历朝历代都有，并非现在才出现的新鲜事物，也就是古代人们所说的"诡诈之人，专欲图利，托名禁方，欺世惑众"。这种欺世惑众的秘方有一个最显著的特点，因其是为了敛财编造的，所以价格很高。此种由早已公开的经验方伪装而成的、价格很高的秘方，不能信。

好了，上述四类秘方都是假的，大家不要上当。

最后，希望大家记住，真正有医德、医术的好医生，会从常用中药入手，遵照中医药基本理论和临床经验，为患者开出一张能治病的处方。正所谓"天地有好生之德，圣人有大公之心，立方以治病，使天下共知之"。

第四章

『药』：
吃得贵不如吃得对

说中药都是有毒的，说中药都是无毒的，都是外行

有些人说："中药都是有毒的，会损害肝肾。"也有些人说："中药都是无毒的，可以放心吃。"其实，持有这两种观点的人，都不正确。

为什么这么说呢？

这就要从现存最早的中药学专著《神农本草经》说起。

《神农本草经》托名"神农"而作，成书于秦汉时期，是目前已知较早的药物学著作。书里收载了365种中药，有很多中药至今仍然很常用，如人参、甘草、地黄、黄连、麻黄、芍药、大黄、附子等。所有这些中药，被分成了3类，一类叫"上品"，一类叫"中品"，还有一类叫"下品"。

这种分类是什么意思呢？

根据《神农本草经》的记载：上药一百二十种为君，主养命以应天，无毒。多服、久服，不伤人。……中药一百二十

种为臣，主养性以应人，无毒有毒，斟酌其宜。……下药一百二十五种为佐使，主治病以应地，多毒，不可久服……

由此可见，上品、中品和下品的分类法，与中药毒性关系密切。也就是说，从很早的时候，即在中药学刚起步的时候，关于中药毒性的认识就存在了。不仅存在，而且还按照毒性有无对中药进行了分类，指导临床应用。

在这种分类方式的指导下，我们至少可以做两件事。

第一，将全部中药按照是否有毒进行分类，新加入的中药，需要按照其毒性找到其位置。像人参、地黄、甘草、黄连、大枣一样的无毒中药，分入上品。像铅丹、附子、乌头、半夏、甘遂一样的有毒中药，分入下品。

第二，根据上品或下品的不同，在临床使用时加以区分，无毒的上品药，可放心服用；有毒的下品药，需小心使用，且不可久服。

所以，作为中药学基石的中药药性理论，一开始连"归经"属性都没有，却包含"有毒、无毒"属性，这体现了传统中医药对毒性的重视。这也意味着，老祖宗不仅知道这些能够治病救人的药草可能有毒，而且把这件事作为一个很重要的临床用药指导记录了下来。

所以，中医从来不说"中药都是无毒的"，因为这不符合事实。

那么，既然有些中药有毒，为什么要用来治病救人呢？

其实，从中华文化视角来看，"人秉天地之气生，四时之法成"。人生病就是因为身体的阴阳失去了平衡，要么往这边偏，要么往那边偏，而草木金石也有阴阳属性，以偏纠偏，调整阴阳平衡，可达到治病救人的目的。

所以，中医药学不仅强调毒性，而且强调阴阳偏性，因为中药都有阴阳偏性。因此，对中药的合理用药来说，谨慎使用毒性药是必要的，但认真对待每一味中药才是常态，要对证用药。

而且，不同中药的阴阳偏性强弱是不同的，有偏性强的中药，也有偏性弱的中药。像山药、大枣、枸杞这样药食同源的中药，以及我们的食物，如水稻、小麦、蔬菜、水果，偏性较弱。现在有很多人说这个水果是寒性的，那个蔬菜是热性的，其实，食材的寒热之偏远小于真正的药物之偏，如果身体真的出现了明显不适，单靠这些寒热之性比较弱的食材是不够的，还需要药物治疗。

一言以蔽之，中药并不都有毒，也并不都无毒。所有中药都有偏性，当其具有较为强烈的偏性时，就会被标记为有毒。

中药学不仅从来不回避毒性，而且从诞生起就重视药物毒性的识别和应用，不同中药的毒性表现不一样，具体问题应该具体分析。

中药与有毒元素的恩恩怨怨

中药是否含有毒性元素的问题一直很热，很多人都问："服用中药时究竟要不要考虑毒性元素残留或毒性元素超标的问题呢？怎样才能避免或降低中毒的风险呢？"下面就来说一说中药与毒性元素的问题。

1.假药、劣药增加中毒风险

我们先来看一篇报道。报道的标题是"吃虫草铅中毒，十年谜案困扰医生"。它讲述的是这样一个故事：一对家境殷实的夫妻，为养生保健服用冬虫夏草之后，先后出现了腹痛、贫血、便秘等症状，来回多次就医却检查不出病因，最后发现二人血铅、尿铅异常增高，原来是他们服用的冬虫夏草严重铅超标。

这样的报道足够引起你的关注吧？的确。但是，如果你觉得随便买一根冬虫夏草就有这么高的铅含量，那就错了。

实际上，这个事件发生的原因，并不在于冬虫夏草自身，而是商家在销售时，为了牟取暴利而采用了掺假的手段，往冬虫夏草里面掺了铅粉所致。患者服用了含有大量外源性添加铅粉的冬虫夏草，怎么能不发生铅中毒呢？

这是我们在认识中药毒性元素问题上的第一个关键点，即假药、劣药增加毒性元素中毒风险。有些药商会违法使用毒性元素来掺假增重（如冬虫夏草加铅），这种外源性添加的毒性元素会导致患者中毒。

2. 不合理用药增加中毒风险

我们再来看一个案例。

一个 32 岁的女性患者因为便秘，长期服用牛黄解毒片通便，一次 4～12 片不等，每日 3 次，连续服用 4 年后，出现皮肤色素改变、皮肤角化和下肢水肿，到医院就诊，被诊断为慢性砷中毒。

这样的案例是真实的，也很耸人听闻，一个如此常见的牛黄解毒片，治疗如此常见的便秘，竟然会造成中毒！

实际上，这类毒性元素中毒发生的根本原因，并不是其中含有雄黄（含砷元素），而是患者滥用药品、超长时间使用含有雄黄的中成药。

为什么这么说？因为大家都知道，牛黄解毒片是一种清热药，是治疗实热证的急性病用药，而不是一种可以长期吃的慢性病用药。现在只要在医疗机构开药，如果医生为你开具了超过14天疗程的牛黄解毒片，药师会拒绝发药，医保会拒付，原因就在于长期服用这种药是不合理用药。

但是，在上面的例子中，患者服用含有雄黄的清热泻火类中成药长达4年，怎么可能不出问题？药不对证的错误治疗，一定会出问题！

这是我们在认识中药毒性元素问题上的第二个关键点，即不合理用药增加毒性元素中毒风险。不合理地长期服用含有雄黄、朱砂等含有毒性成分的中药或中成药，就可能导致慢性中毒。

3. 养生保健式用药可能增加重金属中毒风险

我们再来看一看重金属残留的问题。

众所周知，植物在自然环境下生长的过程中，会富集土壤中的重金属，药用植物也不例外。同时，中药材在药品生产企业进行炮制加工时，也会吸附加工炮制过程中所用的机器刀具上携带的重金属。这就是造成重金属残留的主要原因。

比如，我们说三七的重金属残留问题，实际上并不是说三七制剂存在掺入重金属的情况，也不是三七这味中药本身含有重金属元素，而是三七在自然生长和加工炮制过程中，由于环境因素而携带了重金属。

那么，对此类重金属残留，我们应该怎么办呢？

对此问题的认识，我们应该站在更高的视角来看。药是用来治病的，没生病是不需要吃药的，生病了才需要吃药，病好了药就应该停了。所以，吃药治病这件事，应该是有疗程的，不是无休止的。

《黄帝内经》中记载的大毒治病，十去其六；常毒治病，十去其七；小毒治病，十去其八；无毒治病，十去其九；谷肉果菜，食养尽之，无使过之伤其正也……就是这个意思。

如果严格控制用药疗程，即使药材的重金属含量没有达到食用标准，但由于服用的疗程是有限的，所以总量并不高，风险可控。

这是我们认识中药毒性元素问题的第三个关键点，即养生保健式的用药有可能增加重金属中毒风险。中药材的重金属残留客观存在，有些药材超标，有些药材不超标。但无论如何，治疗用药时有疗程限制，在中医师的指导下使用，则风险可控。

中药肝损害的真相

中药是否有肝损害一直是热点问题，但很多人对此问题的认识是片面的，不够准确。下面我通过 10 个问题，一次性介绍中药肝损害的全部真相。

问题 1：吃中药就会造成肝损害，对吗？

答：错。中药品种有几百种，不同中药的安全性不同，药食同源的中药较为安全（如大枣、菊花、山药等），毒性中药较不安全（如朱砂、川乌、蟾酥等），其余大部分中药，各具偏性，各有各的适应证，对证用药时，不良反应风险很小。就肝损害这一点来说，不同中药的肝损害风险不同，有那么一小部分中药，容易引起肝损害。而对证合理用药，能够将出现肝损害的风险降至最低。

问题 2：中药很安全，不会造成肝损害，对吗？

答：错。不同中药的潜在肝损害风险不一样，的确有一些中药，容易造成肝损害。国家食品药品监督管理局就曾经通报过何首乌及其成方制剂的肝损害风险，用药时需要注意。

问题 3：哪些中药容易造成肝损害？

答：根据 2018 年的《北京地区基层医疗机构中成药处方点评共识报告》（国内中成药处方点评共识，已被应用于全国很多地区），具有较明显肝毒性的中药有：朱砂、雄黄、川楝子、苦楝皮、雷公藤、何首乌、土三七、千里光、补骨脂、黄药子、延胡索。

问题 4：除了上面说的那些特定中药，其他中药一定不会造成肝损害，是吗？

答：不一定。因为造成肝损害的原因，除了药物，还有患者的机体因素，如有些人本就有肝脏疾病，有些人对药物比较敏感，有些人属于过敏体质，这些人在服用传统常用、较安全的中药时，也可能出现肝损害。另外，长期用药也会增加中药导致肝损害的风险。所以，对特定患者、特殊人群和需要长期治疗用药的患者，需要提高警惕，定期检查肝功能。

问题 5：哪些情况提示患者可能出现了肝损害？

答：第一，肝损害可以通过症状反映出来。如有的人吃药一段时间后会出现厌食、厌油、腹胀、全身乏力等症状，此时应该考虑肝损害的可能。第二，肝损害也可以通过指标检测出来。服药后患者应定期（如第 1 个月、第 3 个月）去医院抽血化验肝功能，如果指标出现异常，说明患者出现了肝损害。目前，肝功能指标检测是更为常用的监测方法。

问题 6：哪些情况下，患者容易发生肝损害？

答：选用已知明确的损肝中药，容易发生肝损害。不合理用药，包括不对证用药、不辨证用药、不适宜的用法用量、不适宜的联合用药、超长疗程用药等，容易发生肝损害。自行使用偏方、秘方，容易发生肝损害。

问题 7：服药时间越长，出现肝损害的风险越高吗？

答：二者虽然没有绝对联系，但是我们需要警惕。长期用药会积累不对证用药的安全风险，会增加中药重金属和农药残留的影响，会加重肝脏负担，这些都是导致肝损害的不利因素。

问题 8：吃中药出现了肝损害，该怎么办？

答：无论是中药还是西药，吃药后出现肝损害的第一件事就是评估严重程度并调整治疗方案，中重度肝损害应及时停药。药源性肝损害大多是可逆的，停药后就会恢复。如果肝功能损害比较严重，需要在医师指导下选用一些保肝药物。

问题 9：组方中含有朱砂和千里光，究竟能不能吃？

答：朱砂和千里光属于已知的较明确的肝损害中药，应提高警惕。肝功能不全的患者应避免服用。肝功能正常的患者可以服用，但需要定期监测肝功能。

问题 10：如果想知道自己服用的中药会不会导致肝损害，应该怎么做？

答：肝损害是一种用药风险，可以通过成分来判断风险高低。治疗药物方案中包含问题 3 答案中所列的中药成分，或者药品说明书提示有肝损害等不良反应的药物，肝损害的风险较高。患者如果担心，可以直接向处方医师或药师咨询。

保健品比药品安全吗？

相信很多人都认为，保健品比药品更安全，并且以此为购买和使用保健品的重要原因。那么，保健品真的比药品更安全吗？我们今天从更广阔的视角来分析一下。

需要肯定的是，由于保健品是按照功能食品来定义和管理的，所以，保健品有 2 个重要的特点：第一，不能具有治疗作用；第二，不能具有急性、亚急性或慢性的危害。由此可知，与药品有明确的副作用和禁忌证不一样，理论上，保健食品不能也不应该具有急性、亚急性或慢性的危害。从这个角度看，保健品的确比药品更安全。

但是，现实中我们还需要注意以下 2 个因素。

1. 保健品的非法添加

说到保健品，不能回避的另一个词就是：非法添加。什么意思呢？正是因为保健品不具有药品那样明确而有针对性的作用，所以有些厂家会在其中加一些药物成分，让使用者感觉效果不错。之前曝出的降糖保健品添加格列本脲、壮阳保健品添加西地那非、助眠保健品添加地西泮等事件，都是非法添加药物成分导致的。所以，如果你正在使用的保健品真的特别有效，最好谨慎一些。

这些存在非法添加的保健品，显然比药品更危险。因为你根本没有按照药物的用法用量来吃，就可能产生更严重的副作用。

2. 含有某些偏性较大中药成分的保健品

保健品中有很多产品是中药组分，由中药组成。虽然国家已经不允许在保健品中添加毒性中药，但是，很多偏性较大的中药仍在使用。比如，很多通便排毒类保健品会含有番泻叶或芦荟的成分。而番泻叶和芦荟属于苦寒中药，只适用于实热型便秘，而不适用于老年人虚证便秘、习惯性便秘。但是，含有这种成分的保健品，谁会区分证型来使用呢？

这些含有偏性较强中药的保健品，显然比药品更危险。因为你根本没有按照中医辨证施治的理论来用，所以可能产生严重的毒副作用。

为什么止咳中成药建议只选 1 种?

一般季节交替是感冒咳嗽的高发期,患者可以使用止咳中成药来治疗,但面对种类繁多的止咳类中成药,该如何选用呢?其实,怎么选是一回事,选几种是另一回事。我们的建议是,止咳中成药,一般只选 1 种。

接下来说说原因。

第一个原因,在 2018 年的《北京地区基层医疗机构中成药处方点评共识报告》里面提到,我们曾经对北京市基层卫生机构的中成药处方做过一个较大范围的摸底点评,结果显示,中成药联用的品种数越多,不合理率越高。

所以,在满足治疗需求的前提下,用药品种越少越好。

第二个原因,为了让这件事有可操作性,北京市曾经多次出台过加强中成药合理使用的指导意见,建议一个患者一次诊疗最多只开 2 种中成药。

注意,不是一张处方,而是一次诊疗的所有处方上的所有药品。

这就限制了中成药使用的品种，可见中成药不是用得越多越好。

第三个原因，如果说上述要求是针对一个患者的所有疾病，那再将范围缩小到咳嗽，或者说，缩小到支气管炎的治疗时，这个数目还可以继续缩小，缩小为1种。

这样建议的原因在于止咳中成药的联用，太容易造成不合理用药。

其中一种不合理，叫作重复用药。比如，止嗽定喘丸与连花清瘟颗粒联用就重复了，因为两者都是麻杏石甘汤的衍生方。麻杏止咳糖浆与克咳胶囊联用也重复了，因为它们也是麻杏石甘汤的衍生方。强力枇杷露与枇杷止咳胶囊联用是重复的，这次不是衍生方，而是二者的组方几乎完全相同，再加上麻黄偏性较为明显，所以，这种联用带来的安全风险更大。

另一种不合理，叫作药性冲突。比如，通宣理肺丸与急支糖浆联用，就有药性冲突，准确地说是寒热冲突。复方鲜竹沥液与强力枇杷露联用，也有药性冲突，准确地说是虚实冲突，前者祛痰为主，后者镇咳为主。而苏黄止咳胶囊与羚羊清肺丸联用，则既有寒热冲突，也有虚实冲突。

鉴于这么高的不合理应用率，还是减少联用较好。

第四个原因，是止咳中成药品种太丰富了，单一病情和一般的复杂病情，都可以找到相应对证的中成药。

目前止咳中成药品种，算上兼有止咳作用的各种其他中成药，数以百计。不管是有热无热、有痰无痰、初期后期、过敏不过敏，或者是不知道自己属于哪一型的，都有推荐的药品。简单来说，百种止咳中成药，总有一款适合你。

第五个原因，从经济学角度看，一盒药并不贵，但使用不当，仍然是一种药材资源的浪费。

综合这五个原因，我们建议，患者想用止咳中成药时，只选1种。

那么，选1种就最好选最合适的那一种。

当然，特殊病情下，在中医师的指导下联用组合也是可以的。

假如只用了1种中成药，但是病情没有明显好转，该怎么办呢？

这个问题，其实也很好解决。根据我们的统计和经验，服用中成药后没有达到预期效果的，最主要的原因不是用量不够，不是药材质量不好，不是用药不足，而是药不对证。

问：怎么能做到用药对证呢？

答：当然是辨证施治，不要自己瞎吃，去找中医师或中药师，请专业人士帮你选。

为什么药酒别拿到聚餐宴会上喝？

我们总能听到这样的新闻，有些人在朋友聚餐或婚礼宴请时，喝下朋友珍藏多时的自制药酒，结果口唇发麻，心跳加速，失去知觉，经过医院抢救，才恢复清醒。

一次朋友聚会，结果闹到医院。为什么呢？就是因为药酒。

这些事件，实际上大多是服用含有乌头碱的药酒导致的中毒，而且情况比较严重。乌头碱中毒是最经典的中药不良反应之一。含有乌头碱的有毒中药有川乌、草乌、附子和雪上一枝蒿，无论是生品还是炮制品，在不对证使用或者过量使用的时候，都可能使人出现中毒现象。当然，生品比炮制品毒性更大，更容易使人中毒。

从 2018 年开始，我们在北京市基层医疗机构的中药合理用药宣讲中，就要求基层卫生机构的每一位医务工作者，都要记住这 4 味中药的名字：川乌、草乌、附子和雪上一枝蒿。

我们通过大量的文献检索梳理，总结出上述中药中毒的最常见给药形式，结果显示，排名第一的不是中成药，不是中药饮片处方，而是自制药酒。

为什么是自制药酒呢？

原因很简单，它的制作随心所欲，脱离管控。

比如，中医临床治疗时，内服汤剂用的乌头，都是炮制品，一般不用生品。但是百姓自制药酒时，有可能会根据网上推荐的处方，使用生川乌和生草乌。又比如，国家对含有川乌和草乌的中成药，都要求乌头碱限量，为这个毒性成分设置最高上限。但是百姓自制药酒时，用药量、用酒量都由自己控制，存在很高的安全隐患。再比如，乙醇本身就能促进乌头碱的溶出和吸收，增加中毒风险，服用时应该再加一层谨慎才对。

大家设想，在社交场合和宴会聚餐时喝酒，饮酒量是很难控制的，经常出现过量的情况。如果喝普通啤酒或白酒，吐一吐得了。但这是药酒，含有药物成分，甚至是乌头碱这样的毒性成分，所以一旦喝多，后果不堪设想，轻则中毒，重则丧命。

其实，很多乌头碱中毒案例都非常类似，都是这种特定环境下的过量饮用造成的中毒。

例如，2018 年 1 月 18 日，广西桂林市 5 人给母亲过生日，饮用自制药酒中毒。2018 年 5 月 3 日，重庆市有 15 人在生日宴上饮用自制药酒，继而中毒。2020 年 10 月 19 日，广西来宾市 4 名男子聚餐吃粉，饮用自制药酒中毒。

所以，所有的药酒都不要拿到聚餐时或宴会上喝，以防意外的发生。

那应该怎么喝呢？很简单，自己在家里悄悄地喝，一点一点喝。

大家注意，凡是药酒，都需要严格控制用量，从小量开始。尤其是第一次喝，一定要小量，甚至喝一口就可以了。后续可以根据服用后的疗效和是否有副作用，来决定是否酌情增加。即使增加，也得逐渐增加。

当然，如果出现了副作用，例如心悸、恶心、头晕、面色潮红、腹痛等，就要立即停服，尽快就医。

关于中药的毒性问题，网络上的部分观点失之偏颇。

应该说，病有轻重，药有缓峻。药性平和的中药是中药，药性毒烈的中药也是中药，两类药的药性不同，应用场景也不一样。

在病情浅、症状轻的时候，首选药性平和之品，不必选用毒烈之品。简单的风热咽痛，用板蓝根就挺好，何必选山豆根？单纯的血瘀型冠心病，用银杏叶就挺好，何必长期用冰片呢？

但在病情重、症状危的时候，平和之品就太弱了，就必须选用药性更加峻烈的中药。高热神昏的急危重症，用双黄连是不合适的，应该拿出安宫牛黄丸。骨髓恶性增生导致的血液病，用人参归脾丸也是不合适的，应该给予含砷的毒性矿物药。

所以，中医中药治疗的原则，永远是要做到药证相符。这个原则，《黄帝内经》里有，《神农本草经》里也有。《黄帝内经》说"大毒治病，十去其六；常毒治病，十去其七；小毒治病，十去其八；无毒治病，十去其九；……无使过之伤其正也"。《神农本草经》说"若用毒药疗病，先起如黍粟，病去即止。若不去倍之，不去十之，取去为度"。

遵守中医理论原则用药，哪怕是毒性中药，都是安全有效的。不遵守中医理论原则用药，即使不是毒性中药，即使是药食同源中药，也一样会出问题。

而聚餐时狂饮自制药酒的案例，显然违背了传统中医使用毒性药的理论原则，出问题是必然的。出问题的关键原因，不是毒性药本身，而是不合理地、错误地使用了毒性药。我们不能因为错误用药导致的中毒就否定毒性中药，我们要做的，是改变大家不合理的自我用药习惯。

还是那句话，没病别用药，有病别乱用药，如果需要用药，应该请医生和药师来确定方案。

除了葛花，还有哪些"解酒药"？

应酬时免不了喝酒，但喝多了不仅头晕目眩，而且影响身体健康。所以，设法解酒就成了刚需。那么，传统药食同源的食材中，哪些食材能够解酒呢？

说到解酒，大家比较熟悉的可能是葛花。传统方剂里面有一个专治酒积的"葛花解酲汤"，治疗酒后呕吐、腹泻和头痛。其中的"酲"，音读"成"，就是喝醉了神志不清的样子。在这个专门解酒的方子里，君药就是葛花。实际上，除了葛花，还有很多药食同源的食材也能够解酒。

1. 西瓜和西瓜皮

西瓜俗称天然白虎汤，具有清热生津、解暑、利尿的作用。《饮膳正要》记载，西瓜主消渴、治心烦、解酒毒。从西瓜解暑利尿的作用来看，酒入人体相当于湿热，西瓜能够通过利尿的作用缓解暑湿（湿热），也就能解酒。西瓜皮也具有类似的作用。

2. 茶

茶，是为山茶科植物茶的芽叶，《中药大辞典》记载，茶的主要作用是清心除烦、化痰消食、利尿解毒。其中，《本草通玄》记载茶叶能够解炙煿毒、解酒毒。杨士瀛也曾说："姜茶治痢，姜助阳，茶助阴，并能消暑解酒食毒。"这些信息提示我们，茶也具有一定的解酒作用。但是，不是说茶越浓，解酒效果就越好。也有研究认为，酒精代谢后的乙酸容易与茶碱结合，增加对肾脏的刺激。所以，用茶解酒也需适可而止。

3. 甘蔗

《中药大辞典》记载，甘蔗，味甘性寒，能够清热、生津、下气、润燥。治热病津伤、心烦口渴、反胃呕吐、肺燥咳嗽、大便燥结，并解酒毒。所以，适当饮用一些甘蔗汁也有助于解酒。

4. 菊花

菊花具有清热解毒、清肝明目的作用，并且经常在各种宴会上被当作一种常规饮品（冰糖菊花茶）。《本草纲目拾遗》记载菊花"专入阳分，治诸风头眩，解酒毒疗肿"，证明菊花具有一定的解酒功能。从归经和功效上看，菊花入肝经，能够清肝热、解肝毒，而酒精的主要代谢场所就在肝脏，所以，菊花解酒也有可能。

5. 萝卜

萝卜，古称莱菔，具有消积滞、化痰热、下气宽中和解毒的作用，大家都知道，吃多了不消化时，可以吃萝卜片、喝萝卜水。《本草纲目》记载莱菔"主吞酸，化积滞，解酒毒，散瘀血，甚效。"从功效上看，萝卜能消食积，常用于治疗消化系统疾病，对酒积自然也具有一定的作用。

6. 绿豆芽、绿豆粉和绿豆汤

绿豆芽是绿豆发出来的嫩芽，《本草纲目》记载，绿豆芽能够"解酒毒、热毒，利三焦"，所以，绿豆芽也具有一定的解酒作用。绿豆粉是豆科植物绿豆的种子经水磨加工而得的淀粉，《中华本草》记载其能够"清热消暑；凉血解毒。解酒毒"，所以，用绿豆粉做成的绿豆糕、绿豆粉条，也具有一定的解酒作用。当然，直接喝绿豆汤也可以。

细数那些"黄字辈"中药

常吃中药的人应该会有一种感觉，很多中药的名字里都有"黄"字，例如麻黄、大黄、牛黄、雄黄、地黄等。这些中药是很常用的中药，一不小心就会混淆。

下面我用通俗易懂的讲解，帮大家记住这些"黄"字辈的中药。

1.麻黄

如果在感冒咳嗽时吃中成药，你会发现，这些药经常含有麻黄，比如，连花清瘟颗粒、通宣理肺丸、葛根汤颗粒等。因为麻黄最主要的功效是解表散寒和宣肺平喘，它是一味经典的辛温解表药。

从药用基源上看，麻黄是一味植物药，是麻黄科植物草麻黄、中麻黄或木贼麻黄的干燥根和根茎，具有发汗散寒、宣肺平喘、利水消肿的功效，用于治疗风寒感冒、胸闷喘咳、风水浮肿、支气管哮喘等。

麻黄的应用历史很长，在汉代张仲景的《伤寒杂病论》里就记载了他多次使用麻黄来治疗伤寒、喘咳、水肿等疾病的事，他创制了经典的"麻杏石甘汤"，成为后世止咳平喘方的基础。需要注意的是，麻黄药性较为峻烈，临床使用时，往往选择炙麻黄、麻黄绒、炙麻黄绒等炮制品，以减少安全风险。

另外，麻黄里面有一种成分，叫麻黄碱，这种成分是肾上腺素受体的激动剂，具有蛋白同化作用，能够帮助肌肉增大、增粗。国外的健美先生们曾经常用麻黄碱来保持体形。所以，麻黄碱属于一种兴奋剂，运动员服用含有麻黄的中成药时，一定要谨慎。

2. 大黄

麻黄是一味经典的辛温解表药，大黄则恰恰相反，它的药性为苦寒。

根据《中国药典》的描述，大黄是蓼科植物掌叶大黄、唐古特大黄或药用大黄的干燥根和根茎，味苦，性寒，归脾、胃、大肠、肝、心包经，具有泻下攻积、清热泻火、凉血解毒、逐瘀通经、利湿退黄的功效，可用于实热积滞便秘、血热吐衄、目赤咽肿、痈肿疗疮、肠痈腹痛、瘀血经闭、产后瘀阻、跌打损伤、湿热痢疾、黄疸尿赤、淋证、水肿等，以及外治烧烫伤。

看看，一派火热之象，在大黄面前都得瑟瑟发抖。

所以，大黄经常出现在各种各样的清热泻火组方里面，如常见的中成药三黄片、牛黄解毒片等。反过来说，对一些虚寒性的疾病，是不可使用大黄的。

需要注意的是，大黄中含有一些蒽醌类成分，例如大黄素、大黄酚等，这些蒽醌类成分是大黄的有效成分之一，如果长期使用，有可能造成一种药源性疾病，叫结肠黑变病，损害正常的肠道功能。所以，含有大黄的通便药，只可短期用，不可长期使用。

3. 牛黄

刚才说的麻黄和大黄，其实都是植物药。那么牛黄呢？牛黄是动物药，是牛科动物黄牛或水牛胆囊中的结石。简单来说，牛黄就是牛的胆结石。

别看它只是一块小小的胆结石，用处很大！根据记载，牛黄能够清心开窍、豁痰定惊，可用于治疗高热神昏、惊风抽搐等急危重症，同时也能清热解毒，用于治疗咽喉肿痛、热入心包、神昏谵忘等病证。如大名鼎鼎的中风急性期抢救药安宫牛黄丸，就是以牛黄为君药命名的。

其实，除了安宫牛黄丸，还有很多以牛黄命名的中成药，如牛黄清心丸、牛黄解毒片、牛黄清火丸、牛黄抱龙丸等，都用到了牛黄，也都是惊厥神昏或热毒证的治疗用药。

由于在自然状态下，牛的胆结石越来越少，为了满足牛黄药用的大量需求，人们研制出人工牛黄这样一种替代品。人工牛黄与天然牛黄相比，功效相似，但作用还是不如天然牛黄。

4. 雄黄

刚才说的麻黄和大黄是植物药，牛黄是动物药，而雄黄则是矿物药。

根据记载，雄黄就是含硫化砷的矿石，味辛、性温、有毒；入心、肝，具有燥湿、解毒、杀虫的功效，能够用于治疗痈疽肿毒、蛇虫咬伤等。

雄黄也是一味比较常用的中药，在牛黄解毒片、牛黄清火丸、六神丸这些治疗痈疽肿毒的中成药里面都有。

雄黄临床使用的关键是，这味矿物药本身含有有毒元素砷，短期服用一般没有问题，但长期大量服用可能导致慢性砷中毒。那多长时间算长期呢？一般认为，连续服用 6 个月以上就有慢性砷中毒的风险。有的患者在长达 3 年的时间里，间断服用牛黄解毒片来缓解"上火"症状，慢慢就出现了恶心、手脚麻木、皮肤色素沉着等，最终确诊为砷中毒。所以，使用含有雄黄的中成药时，需要注意疗程。

5. 地黄

最后说说地黄，地黄也是一味很常用的植物药，是玄参科植物地黄的新鲜或干燥块根。

地黄有两种药物形式，一种是生地黄，味甘、苦，性寒，用于清热养阴凉血，中成药滋阴润肠口服液的成分就是生地黄，喝起来是苦的；另一种是熟地黄，是炮制后的地黄，味甘、性寒，滋补肝肾效果好，经典的中成药就是六味地黄丸、杞菊地黄丸等。

从安全性上看，地黄不同于以上几味药，它药性比较平和，味甘，也不含有已知的毒烈性，比较安全，适量服用一段时间没有问题。需要注意的是，含有地黄的中成药往往都是滋阴药，在感冒发热的时候需要暂停服用。

藏红花，就是西藏产的红花吗？

有一种中药叫藏红花，还有一种中药叫红花。从功效上看，这2味中药均具有活血化瘀的作用，也多用于妇科疾病的治疗。那么，藏红花就是西藏产的红花吗？它们有什么不同呢？

首先，明确地说，藏红花和红花是两种药，它们的来源是不同的。根据2015版《中国药典》的记载，藏红花是鸢尾科植物番红花的干燥柱头，学名叫"西红花"，另一别名为"番红花"；红花是菊科植物红花的干燥花。所以，这两种中药完全是来源于两种不同植物的不同药用部位，只是看起来有些相似罢了。仔细观察会发现，红花是红黄色的，而藏红花基本是红色的。

其次，从药用历史和产地上看。红花是土生土长的"国货"，在我国已经有2000多年的栽培与药用历史，全国各地均有栽培，主产地包括新疆、四川、河南、山东、内蒙古、云南等。对了，西藏也产红花。

　　而藏红花（西红花、番红花）属于引进药材，是"洋货"。西红花原产于地中海沿岸的南欧、小亚细亚一带，由于途经西藏进口，所以也被称为"藏红花"。我国的《本草品汇精要》（1505 年完成）首先记载了藏红花的药用价值。目前，藏红花已经在我国上海、浙江、江苏等地引种栽培成功。同时，西藏也产藏红花。

　　由此可见，红花是药用历史比较长的本土中药，而藏红花是外来品种。最关键的是，西藏同时出产这两种药材。

　　最后，从功效上看。红花药性为辛、温，主要功效是活血通经、散瘀止痛，用于经闭、痛经等妇科病，以及冠心病、心绞痛、腹痛、跌扑外伤等属于血瘀证的证候。而藏红花药性为甘、平，偏寒凉，主要功效是活血化瘀、凉血解毒、解郁安神。除了治疗妇科病，还能够用于治疗温病、忧郁、惊悸发狂等证。所以，这两种中药的功效大同小异，但药性有一定区别，红花偏温，藏红花偏凉。

　　综上所述，藏红花不是西藏产的红花，西藏也产红花，但那不是藏红花。

🌿 土三七、野三七、菊三七，其实都不是三七

　　三七，前些年是著名的中药保健药。大家都知道它能够活血化瘀、补血和血，用于防治心脑血管疾病。于是，很多人都开始吃三七，有泡药酒的，有炖鸡的，有打粉冲服的，用法很多。

　　但是，在选购三七的时候，不知道你有没有听说过"土三七""野三七"和"菊三七"？是否会以为，土三七就是土生土长的三七，野三七就是野生的三七，菊三七就是另一个品种的三七呢？

　　其实，这些看似合情合理的想法，都是错误的。

　　大家知道，中药是讲究基源的，即这味中药的原植物，从植物分类学角度看，是哪个科、哪个属、哪个种的植物。不同的中药具有不同的基源，基源不同的中药，就要区别对待。

　　比如，三七、土三七、野三七和菊三七。从基源上看，

三七的药用植物是五加科的。土三七、野三七和菊三七的药用植物，不是五加科的，而是菊科的，是与三七基源完全不同的另一种药用植物。这种药用植物，在不同的地区有不同的名字，有的地方叫土三七，有的地方叫野三七，有的地方叫菊三七，其实都是一回事。

既然是不同的药用基源，干吗非得在名字里带上三七呢？

这是因为三七与土三七的根部看起来比较像，均为圆锥状或圆柱状，表面均有明显的纵纹路。而且，与三七类似，土三七也具有止血散瘀的功能，能够消肿止痛，治疗跌打损伤引起的肿痛。所以，在历史上一些地区，人们会将土三七作为三七的替代品，用于治疗外伤肿痛、金疮刀伤等出血肿痛性疾病。

其实，很多名字中带有"土"字的中药，最初都是作为正品的替代品种，行使正品某一方面的功效的。例如：

——土茯苓：具有像茯苓一样祛湿的作用；

——土贝母：具有像贝母一样化痰散结的作用；

——土大黄：具有像大黄一样清热凉血的作用；

——土三七：具有像三七一样止血消肿的作用。

但是，替代品终究是替代品，它们虽然具有正品某一方面的功效，但成分和功效终究还是不一样的。

其中，土三七与三七的成分差异最大，影响也最大。下面从两个方面进行分析。

1. 二者的药用历史长短不同，功效上有差异

三七出自《本草纲目》，并在《本草求真》《医学衷中参西录》《本草纲目拾遗》中均有表述。它属于一味作用范围广泛的活血止血中药，能够治疗跌打瘀肿、胸痹绞痛、血瘀经闭、产后瘀血腹痛、疮痈肿痛等病证。也就是说，三七的应用范围是比较广的，跌打损伤、冠心病心绞痛、妇科疾病等均可使用。

但是，土三七的出现可能就比较晚了。据考证，其出自《西藏常用中草药》，在原书中记载的功能也只有治疗跌打损伤、瘀积肿痛、痈肿疮疡、乳痈，主要集中在外伤肿痛和热证疮疡方面，不涉及妇科病和心脑血管疾病。也就是说，像治疗心脑血管疾病（冠心病）和妇科疾病（痛经、闭经）的功效，未曾出现在土三七的功效记载中。所以，土三七、野三七和菊三七，原本就不用于心脑血管疾病的治疗。

2. 二者成分不同，土三七含有一种毒性生物碱

三七与土三七的第二个不同之处是现代研究发现了土三七中含有一种叫吡咯烷类生物碱的成分，这种成分已被证实可能会导致肝小静脉闭塞病，造成肝损害。而五加科的三七并不含有该成分，也就不会具有此类肝损害的风险。

从目前的临床报告来看，很多因服用含有"三七"的保健品或药酒而造成严重肝损害的案例，使用的几乎都是菊科的土三七，而非五加科的三七。

这一点，才是我们一定要区分三七与土三七、野三七和菊三七的最主要的原因。

实际上，在《中华本草》里记载的名字中带有"三七"的中药，一共有19味，包括三七、土三七、野三七、景天三七、白背三七等，但是，只有五加科的三七才是我们常用的三七，也是唯一被《中国药典》收录的三七。

所以，土三七、野三七和菊三七，都不是三七。这些菊科的三七替代品，因为含有一种毒性生物碱而容易引发肝损害，使用时，一定要多注意。

"川草乌雪子"，人人该认识

本节我给大家介绍一味新中药——"川草乌雪子"。

也许你会说："小金药师，有这味中药吗？我怎么感觉没听过呢？"其实，你的感觉是对的。这不是一味中药，而是4味中药，分别叫作川乌、草乌、雪上一枝蒿和附子。

既然是4味中药，干吗放在一起呢？原因在于它们有一个非常重要的相同点，那就是含有有毒生物碱——乌头碱。

根据《中国药典》的记载，大部分中药是无毒的，但是有些中药是有毒的。其中，最经典的毒性中药，就是川乌、草乌、附子和雪上一枝蒿；最经典的毒性生物碱，就是乌头碱。所以，只要在中药处方或中成药的成分表里面看到这几味药的名字，我们就要提高警惕。

比如，金匮肾气丸、附子理中丸、虎力散片、复方小活络丸等中成药，都含有乌头碱。

那么，乌头碱中毒有什么表现？

一般有轻度中毒和重度中毒两类。当服用含有乌头碱的中药后出现头晕、头痛、口唇发麻、四肢发麻等症状时，就是轻度中毒；如果除了轻度中毒表现，还出现恶心呕吐、心慌心悸，甚至手脚发凉、呼吸困难的时候，就是重度中毒了。仅有轻度中毒表现时，多喝水、甘草汤、绿豆汤及休息即可缓解；一旦出现严重中毒的症状，必须立刻就医，因为严重的乌头碱中毒有生命危险。

那么，为什么会发生乌头碱中毒呢？什么情况下容易发生中毒呢？

1. 不对证用药

含有乌头碱的中药，大多是辛温大热类中药，具有散寒除湿的作用，适用于阳虚型疾病的治疗。如金匮肾气丸，适用于肾阳虚引起的下肢浮肿；附子理中丸，适用于脾阳虚引起的腹泻便溏；虎力散片和复方小活络丸，则适用于虚寒型的筋骨关节病、遇寒则发的痹证。

如果在选药时缺少中医辨证，不分寒热用药，就会药不对证，可能导致中毒。也就是说，辨证用药，中毒风险较低；不辨证用药，中毒风险较高。

2. 超量用药

无论是中成药还是中药饮片，临床使用都有剂量范围，如果超过合理的剂量范围使用，就存在中毒风险。

有一个我曾经接诊的真实案例，一位 50 岁的阿姨服用两种中成药，一种含有乌头碱，每次服用 1 片；一种不含有乌头碱，每次服用 6 片。结果由于着急，她将两种药搞混了，错服了含有乌头碱的中成药 6 片。半小时后即出现轻度中毒表现——头晕和舌头发麻，经休息后缓解。这个案例警示我们，按照说明书和医嘱服药，非常重要。

3. 自制药酒

其实，从临床不良反应案例汇总的角度看，乌头碱中毒最常见的原因，不是吃中成药，也不是喝中药汤剂，而是饮用了含有乌头碱的药酒，如自制的一些治疗关节炎、风湿病的药酒。

自制药酒时，药量与酒量的比例全靠自己掌握，每次的饮用量也靠自己掌握，这就为过量用药留下隐患。从已知乌头碱药酒中毒的数据统计来看，造成中毒的药酒量从 10 ~ 150 mL 不等。也就是说，因为不知道药酒的浓度是多少（1 mL 药酒中含有多少毫克乌头碱），所以不能判断究竟喝多少量是安全的。所以，自制药酒中含有毒性中药是很危险的，初始服用的剂量越少越好。

除此之外，酒精本身也能够促进毒性成分乌头碱的吸收，这也是导致药酒容易中毒的原因之一。

所以，请大家记住"川草乌雪子"这4味毒性中药，尽量避免自行用药，应在中医师指导下应用。这4味药在处方或成分表里，经常是以下这些名字。

——川乌、生川乌、制川乌、炙川乌；

——草乌、生草乌、制草乌、炙草乌；

——雪上一枝蒿；

——附子、附片、制附子、黑顺片。

🌿 生首乌与制首乌，功效大不同

何首乌，一味很有名的中药，相传具有非常好的乌发作用，所以名为"首乌"。所以，一提起何首乌，大家就会觉得，这是一种补益药，能够乌发。

但是，如果你翻开《中国药典》，可能会有点意外。

为什么会意外呢？我们来看看。

现行版的《中国药典》里收载了何首乌这味药。它是蓼科植物何首乌的干燥块根。这味中药味苦、甘、涩，性微温，归肝、心、肾经。功能主治为：解毒，消痈，截疟，润肠通便。用于疮痈，瘰疬，风疹瘙痒，久疟体虚，肠燥便秘。

看完这段何首乌的功效描述，你有什么感觉？你是否也有这样的疑惑：怎么没有乌发呢，也没有滋补肝肾？解毒、消痈是什么意思呢？没有听说何首乌用于治疗嗓子疼和皮肤瘙痒啊！

实际上，这些疑惑反映出来的是中药生品与炮制品的功效差异。《中国药典》记载的何首乌，其实是没有经过蒸制的生何首乌，简称"生首乌"。对这味"苦甘微温"的生首乌来说，它的主要功效就是解毒、消痈和润肠通便。

而以乌发为主要功效的何首乌，则是制何首乌，简称"制首乌"。

制首乌怎么炮制呢？就是用黑豆汁拌匀后或炖或蒸，然后再干燥处理。制何首乌有什么功效呢？能补肝肾、益精血、乌须发、强筋骨、化浊降脂，可用于血虚萎黄、眩晕耳鸣、须发早白、腰膝酸软、肢体麻木、崩漏带下、高脂血症。

看看，制首乌与生首乌完全不同，是一派补益之象。

所以，别看只是加黑豆煮了煮，制首乌与生首乌的功效就大不同了。

其实，很多中药都有生品和炮制品的区别，如生甘草和炙甘草、生半夏和姜半夏、生川乌和制川乌，都具有功效和副作用的显著差异。我们在选用中药时，一定要搞清楚，自己需要的是生品还是炮制品。

治呼吸系统疾病用金银花，治消化系统疾病用金银花，治心脑血管疾病还用金银花？

众所周知，中药具有多功效的特点。这种多功效的特点，使得同一味中药可以出现在完全不同疾病的治疗组方里。

比如，金银花这味常用中药，至少可以出现在呼吸系统疾病、消化系统疾病和心脑血管疾病等多系统疾病的治疗组方里。

1. 金银花可以治疗呼吸系统疾病

有一种很有名的中成药，叫双黄连口服液。双黄连口服液里并没有黄连，而是由金银花（又名双花）、黄芩和连翘3味中药组成，用于治疗风热感冒。对发热、鼻塞、咽痛的患者来说，双黄连口服液是有效的。

正因为金银花有出色的疏风解表清热的作用，它在中药学教材的分类就是辛凉解表药。金银花可以治疗感冒，就是因其有疏风解表的作用。

2. 金银花可以治疗消化系统疾病，比如肝病

在肝脏疾病里，有一类证型很常见，叫肝胆湿热证。湿热邪气郁滞于肝胆，影响了肝胆的正常功能，表现出胸胁疼痛、乏力倦怠、尿黄、舌苔腻等一系列症状。现代医学上的肝炎、胆囊炎、脂肪肝等疾病，就可能出现肝胆湿热、毒邪壅滞的表现。

而金银花具有清热解毒的作用，一方面能去热，另一方面能解毒，肝胆湿热证再合适不过了。

所以，对这种肝胆湿热蕴毒型的消化系统疾病，金银花就可以使用，并且经常与茵陈、栀子等清热利湿中药联合使用。常见的中成药包括：

——清肝祛黄胶囊：由茵陈、栀子、大黄、粘委陵菜、金银花组成，能清热解毒、利湿祛黄，可用于急性黄疸型肝炎证属阳黄热重与湿者。

——复肝宁片：由板蓝根、金银花、柴胡、牡丹皮、山楂、麦芽（炒）、六神曲组成，能舒肝健脾、清热利湿，可用于乙型肝炎表面抗原阳性属于肝旺脾虚、热毒较盛者。

——银龙清肝片：由金银花、茵陈、龙胆、积雪草组成，能清热利湿、疏肝利胆，可用于肝胆湿热所致的急性黄疸型肝炎。

组方中的茵陈、金银花、栀子，临床多用它们治疗急、慢性肝炎和胆囊炎。

3. 金银花还能治疗心脑血管疾病

最具代表性的例子，就是在芪冬颐心口服液这样一种治疗冠心病的中成药里面含有金银花。

我们先来看看这种中成药。

芪冬颐心口服液，由黄芪、麦冬、人参、茯苓、地黄、龟甲（烫）、紫石英（煅）、桂枝、淫羊藿、金银花、丹参、郁金、枳壳（炒）13 味中药组成，有益气养心、安神定悸的作用，可用于胸痹、心悸属气阴两虚证者，以及病毒性心肌炎、冠心病心绞痛属气阴两虚证者。这是一种标准的心脑血管疾病用药。

一提起心脑血管疾病，大家首先想到的就是三七、丹参这些活血中药。可是，金银花并没有活血或者抗血栓的活性，为什么还会用到它呢？

其实，在这种中成药里面，金银花发挥的仍然是清热的作用，准确地说，应该叫清热凉血。

原因如下：

一方面，从芪冬颐心口服液的说明书上看，这种中成药不仅能够活血，而且能够养阴清热，它需要使用能够养阴清热的中药。比如，麦冬和地黄能养阴清热，丹参能清心安神等。与此同时，配伍使用具有清热解毒凉血作用的金银花治疗心火亢盛是很正常的。这种配伍方式，叫作相须相使配伍。

另一方面，金银花本就入血分，而心脑血管疾病的治疗也离不开血分。从金银花的传统功效来看，无论是疮痈血热、热毒血痢，还是温病发斑，都离不开营血的参与。要说金银花有清热凉血的作用，也是合适的。

也就是说，对血热血瘀引起的阴虚内热型的心脑血管疾病，可以采用丹参和金银花的配伍，活血的同时凉血清心。

综上而言，金银花的功效很多，它能够疏散风热，所以可以用于治疗感冒；能够清热解毒，所以可以用于治疗肝病；能够凉血，所以可以用于治疗心脑血管疾病。因此，中药的功效是多样的，中药的使用是灵活的。治疗感冒的中药，也可以用于治疗心脑血管疾病，也就是中医学的异病同治。

人身是一个整体，不同疾病之间也是有联系的，中医中药看到了这种联系，并且运用这种联系来治病防病，这也就是中医学除了辨证施治外的另一大基本特色，即整体观。

枸杞能补肾，但不能壮阳

网络上总有人说："枸杞泡酒可以壮阳，有需要的人可以试试这个方法。"

那么，这是真的吗？

首先，药酒是一个很敏感的话题，药酒吃出的问题不少。所以，希望大家能有一个意识，在谈到药酒的时候，多加审慎。

从安全性上看，枸杞泡药酒比附子、土三七泡药酒要安全。因为枸杞不仅不是毒性中药，还是药食同源的中药，卫生部的药食两用中药名单里有它。所以，从安全性上看，枸杞泡药酒的安全性还是有保障的。

那么，功效方面呢？能壮阳（这里的"壮阳"主要指改善性功能）吗？

其实，我们之前说过，枸杞泡药酒能不能壮阳，取决于枸杞能不能壮阳。

枸杞是干什么的呢？根据 2015 年版《中国药典》记载，枸杞能够：滋补肝肾，益精明目。用于虚劳精亏，腰膝酸痛，眩晕耳鸣，阳痿遗精，内热消渴，血虚萎黄，目昏不明。

这段话里有"阳痿"，但是没有"壮阳"，不过能治疗阳痿的，大概就能壮阳吧？

现在，我们仔细来看，这句话由两部分组成，一部分是前面 8 个字——滋补肝肾，益精明目，这叫功效。另一部分是"用于"后面的 28 个字——虚劳精亏，腰膝酸痛，眩晕耳鸣，阳痿遗精，内热消渴，血虚萎黄，目昏不明，这叫主治。

中药的作用描述，往往都是由功效和主治两部分构成的。在枸杞的描述中，功效没有"壮阳"，但是主治确实有"阳痿"，这说明什么呢？

别急，我们先来看看其他经典的壮阳药，它们的功能主治都有什么。

· 鹿茸：壮肾阳，益精血，强筋骨，调冲任，托疮毒。用于肾阳不足，精血亏虚，阳痿滑精，宫冷不孕，羸瘦，神疲，畏寒，眩晕，耳鸣，耳聋，腰脊冷痛，筋骨痿软，崩漏带下，阴疽不敛。

· 肉苁蓉：补肾阳，益精血，润肠通便。用于肾阳不足，精血亏虚，阳痿不孕，腰膝酸软，筋骨无力，肠燥便秘。

·仙茅：补肾阳，强筋骨，祛寒湿。用于阳痿精冷，筋骨痿软，腰膝冷痛，阳虚冷泻。

·巫山淫羊藿：补肾阳，强筋骨，祛风湿。用于肾阳虚衰，阳痿遗精，筋骨痿软，风湿痹痛，麻木拘挛，绝经期眩晕。

·巴戟天：补肾阳，强筋骨，祛风湿。用于阳痿遗精，宫冷不孕，月经不调，少腹冷痛，风湿痹痛，筋骨痿软。

由上可以明显地看出，这些经典的壮阳药，或者叫补阳药，都有一个明确的功效是"补肾阳"，但是，很遗憾，枸杞并没有这个功效。

那是不是忘写了，或者漏写了呢？

其实不是，真正的原因在于传统中医理论对肾精肾阳的认识。从"体用"辩证的角度看，肾精和肾阳存在体用辩证的关系。这是什么意思呢？肾阳侧重于"用"，侧重于功能，所以补肾阳、壮阳这样的词汇，侧重讲的是功能。而肾精侧重于"体"，侧重于物质和能量的储存，所以补肾精、益肾精这样的词汇，侧重于讲物质能量的储存。

就像一个烧开水的茶壶，不能一直往外倒开水，还得往里加凉水。补肾也是一样，不能只强调功能，而忽视物质能量，所以，壮阳只代表了补肾的一个方面，还有一个方面，是填精。

枸杞就是这样一味益肾填精的中药。

最后，枸杞能壮阳吗？

答：枸杞不是壮阳或补肾阳的经典中药，但是能够填肾精，所以枸杞泡酒有一定的改善性功能的作用。

长相奇特的冬虫夏草，功效可能很普通

冬虫夏草，作为现代最知名的名贵中药之一，可谓身价暴涨。很多人都觉得，送礼就送冬虫夏草，因为大家都以为，补身体要选冬虫夏草，每天吃点冬虫夏草或者服用冬虫夏草做的药，是一件很好的事情。

那么，从传统中医学角度看，果真如此吗？

冬虫夏草，为麦角菌科真菌冬虫夏草菌寄生在蝙蝠蛾科昆虫幼虫上的子座和幼虫尸体的干燥复合体。简单地说，就是一个真菌吃虫子的故事。作为一味中药，这种药材形态十分奇特，十分罕见，因此也十分昂贵。奇特归奇特，冬虫夏草有什么作用呢？

根据《中国药典》的记载，冬虫夏草的功效是：补肾益肺，止血化痰。用于肾虚精亏，阳痿遗精，腰膝酸痛，久咳虚喘，劳嗽咯血。

简单地说，有 2 个主要功效，一个是益肺，治疗肺气不

足、肺阴不足造成的久咳虚喘等。另一个是补肾，治疗肾精不足、肾阴不足造成的腰膝酸软等。人们使用冬虫夏草的时候，往往也看重其补肺益肾的作用。

那么，冬虫夏草的这个功效，是不是和它的形态一样奇特呢？

实际上并不是。

中药里面有很多补益药，有一些能补气，有一些能补血，有一些能补阴，有一些能补阳；有一些能益肺，有一些能补肾。其中有不少中药和冬虫夏草一样，既能益肺又能补肾。比如说：

1. 黄精

黄精是百合科植物滇黄精、黄精或多花黄精的干燥根茎，是一种植物药。相貌平平，气味平平。但就是这样一味平凡的中药，功效却十分了得。

《中国药典》记载，黄精的功效是：补气养阴，健脾，润肺，益肾。用于脾胃气虚，体倦乏力，胃阴不足，口干食少，肺虚燥咳，劳嗽咳血，精血不足，腰膝酸软，须发早白，内热消渴。

看看，补气健脾，润肺益肾。但凡是冬虫夏草能够治疗的疾病，无论是肾虚精亏引起的"腰膝酸软"，还是肺气阴虚引起的"劳嗽咳血"，黄精都能够治疗。很多含有冬虫夏草的中成药，如生精胶囊、复方手参丸等，也都同时含有黄精。

2. 山药

山药是一味常用的药食同源的中药，来源为薯蓣科植物薯蓣的干燥根茎，也是一味植物中药。根据《中国药典》的记载，山药的功效是：补脾养胃，生津益肺，补肾涩精。用于脾虚食少，久泻不止，肺虚喘咳，肾虚遗精，带下，尿频，虚热消渴。

认真看一下，虽然这是一味药食同源的中药，但是它的功效可不简单，既能够治疗肾虚精亏引起的"遗精"，还能够治疗肺气阴虚引起的"喘咳"，也是一味补益肺肾的中药，与冬虫夏草很像。

当然，冬虫夏草在补益肺肾的同时还能够止血，或者说在止血的同时还能够补益肺肾，这是一般的补益药和止血药所不具有的。但是，大家选用冬虫夏草，有多少是为了止血呢？

另外，选择冬虫夏草还会存在一些附加的安全风险，例如，伪品较多、掺假较多、富集重金属较明显等，国家食品药品监督管理局为此专门发布了冬虫夏草砷含量超标的风险，临床上还有往冬虫夏草里面掺铅增重造成急性中毒的案例报道等，这都是一些用药风险。与之相比，黄精和山药的这种风险相对会少一些。

所以，冬虫夏草是一味形态奇特的名贵中药，但它的功效并不奇特，主要就是补益肺肾。从这一点看，功效相同或十分相近的中药有很多，如黄精和山药。用药贵在效，而不是贵在奇，俗话说"不贵难得之货，不求远邦之药"，就是这个意思。

冰片！冰片！还是冰片！

冰片，一味原本不怎么常用的中药，现在却很常见。现在的很多中成药里，都含有冰片。那么，这味中药究竟有什么作用呢？

冰片，原名"龙脑香"，出自《新修本草》。现行的药典记载，冰片分为天然冰片和人工合成冰片两种。天然冰片是从樟科植物樟的新鲜叶、枝等经提取加工而成。人工合成冰片的成分就是合成龙脑。所以，现在使用的冰片，只要不是明确标注为"天然冰片"的，实际上都是人工合成品。

冰片有什么作用呢？根据《中国药典》的记载，冰片味辛、苦，性凉（人工合成冰片性微寒），能够开窍醒神，清热止痛，可用于热病神昏、惊厥、中风痰厥、气郁暴厥、中恶昏迷、胸痹心痛、目赤、口疮、咽喉肿痛、耳道流脓。

从上面的主治证描述就能看出来，冰片治疗的疾病大多比较严重。为了更好地帮助大家理解，我们再换个角度来讲。

在中药学教材里，每一味中药都会被归为一个功效类别，标示它的主要功效。例如，金银花归为解表药，主要功效是治疗风热表证；人参归为补气药，主要功效是治疗气虚证；而冰片的功效类别是开窍药。

既然叫开窍药，那就是用于开窍的，治疗的是窍闭证。什么是窍闭证呢？

首先，窍即孔洞，人体共有九窍，即眼（2窍）、耳（2窍）、鼻（2窍）、口（1窍）和前后二阴。上述九窍的窍闭状态，即看不清楚、听不清楚、闻不到香臭、说话不利、声音嘶哑、大小便闭等病证。

因此，治疗白内障的麝珠明目滴眼液含有冰片；治疗耳聋耳鸣的滴耳油含有冰片；治疗失音声哑的甘橘冰梅片含有冰片；治疗便秘的牛黄解毒片含有冰片；治疗神昏谵语的安宫牛黄丸含有冰片；治疗心绞痛发作的速效救心丸含有冰片。

冰片归为开窍药的潜台词是：窍闭状态，适合使用冰片；非窍闭状态，不适合使用冰片。

为什么呢？非窍闭状态使用冰片，会有什么后果呢？根据中医理论，开窍药有耗伤气血之嫌，也就是说，可能会导致气血亏虚。这一点，很多文献均有记载。例如：

《中华本草》记载：孕妇及气血虚者均应慎服。

《珍珠囊补遗药性赋》记载：若服饵过多至两许，则身冷如醉，气绝而非中毒，盖性寒故也。

《本草经疏》记载：凡中风非外来之风邪，乃因气血虚而病者忌之。

《本草正》记载：凡用此者，宜少而暂，多则走散真气，大能损人。

这里面有一个词说得非常好，叫"少而暂"。也就是说，含有冰片的中成药，都应该作为急性病治疗用药，短期适量使用，绝不可长期连续使用。

🌿 人工牛黄与天然牛黄，差的不只是一点点

很多常用中成药都含有"牛黄"，如牛黄解毒片、牛黄清心丸、牛黄蛇胆川贝液等，但是在这些药品的组成成分表里，你有时会看到"牛黄"，有时会看到"人工牛黄"，有时还会看到"体外培育牛黄"。这是怎么回事呢？它们之间有什么区别呢？

牛黄，是一味常用中药，单独称"牛黄"即为"天然牛黄"。根据《中国药典》的记载，在宰牛时，如果发现有胆结石，即滤去胆汁，取出胆结石，除去外部薄膜后阴干使用。"牛黄"是牛科动物牛的胆结石。但是，这味药物的来源有一些困难。药物来源紧缺，就跟不上需求的增加。所以，天然牛黄一直是供不应求的，为了解决这个问题，就有了人工牛黄。

人工牛黄，就是在研究了天然牛黄的化学成分的基础上，采用成分配制的方式制作的人工替代产品。根据《中国药典》的记载，人工牛黄是由牛胆粉、胆酸、猪去氧胆酸、牛磺酸、胆红素、胆固醇、微量元素等加工制成。说通俗点，就是把

上述成分按比例添加在一起制成的混合物。

那么，人工牛黄中添加的成分是哪里来的？

——牛胆粉，经牛胆汁加工制成；

——胆酸，用牛、羊胆汁或胆膏经提取加工制成；

——猪去氧胆酸，经猪胆汁提取加工制成；

——胆固醇，用牛、羊、猪的脑经提取加工制成；

——胆红素，用猪或牛胆汁经提取加工制成。

这样的人工替代品，会存在一些问题。例如，这些纳入成分的配比，是不是与天然牛黄接近？会不会有天然牛黄中的其他成分没有纳入？那些天然牛黄中存在却又不能通过其他途径获得的成分，是不是也没有？采用猪或羊的脑和胆汁进行提取加工，会不会带来其他安全风险？

无论上述问题是否存在，至少有学者采用数据挖掘的方法发现，人工牛黄与天然牛黄的红外光谱几乎可以被准确地分成两类！

人工牛黄的不足之处很明显，于是又出现了新的替代产品，叫"体外培育牛黄"。

根据《中国药典》记载，体外培育牛黄是以牛的新鲜胆汁作为母液，加入去氧胆酸、胆酸、复合胆红素钙等制成。这种方法比直接用成分配制要好很多，至少母液还是牛的胆汁。研究显示，与人工牛黄相比，体外培育牛黄与天然牛黄的成分组成更接近。

所以，牛黄就是指天然牛黄，是传统的药用品种，但是来源稀缺，供不应求。为了替代，出现了人工牛黄和体外培育牛黄，从制作过程和成分相似度来看，体外培育牛黄可能优于人工牛黄。

除此之外，更为严重的问题是，市场上还存在一些假冒伪劣的人工牛黄。有些根本不含有胆酸，有些是增重染色，还有一些在生产胆红素时为了促进活猪引流胆汁而使用盐酸苯肼（促进胆红素生成）和抗生素（避免胆瘘感染）等违禁的化学药物。这些假药、劣药，都间接影响了人工牛黄的质量和疗效，是不能作为牛黄使用的。

所以，人工牛黄与天然牛黄相比，差的不只是一点点。

🌿 龙角散到底是什么？治什么？

龙角散一直是去日本旅游的广大游客喜欢的产品，网上也有很多代购。那么，龙角散究竟是什么？应该怎样选用呢？

龙角散，从字面意思来看，与中国传统神话中的龙有关系，于是在网上可以看到有人说，之所以称为龙角散，是因为其中含有龙骨、鹿角霜和龙脑。又有网络文章说，龙角散是一种感冒药。其实，稍微有点中医药常识的人，都会知道这些说法有问题。

第一，龙骨是什么？龙骨是古代哺乳动物如象类、犀牛类、三趾马等的骨骼化石。现在正品龙骨可能都不多了。第二，鹿角霜是可以有的，它具有什么作用呢？温肾助阳、收敛止血，虚寒型的阳痿崩漏可以用，加到感冒药里不大可能。第三，龙脑其实就是冰片，冰片的确是治疗咽痛咽痒的常用中药，很多急慢性咽炎的中成药里都含有冰片，但是从龙角散生产厂家的官网配料表来看，没有龙脑。那么，龙角散的成分，到底是哪些呢？

其实，上官网看看就知道了，注册为龙角散的产品有很多种，有些是食品，有些是药品，或叫作"第三类医药品"，类似于副作用小的非处方药，可以在药店里自己选购。我们今天说的龙角散产品有两款，都是第三类医药品。一款是龙角散的粉末制剂，另一款是龙角散的颗粒制剂（有很多口味）。龙角散的粉末制剂，组成为桔梗、美远志、杏仁和甘草。龙角散的颗粒制剂，组成在桔梗、美远志、杏仁和甘草的基础上，又增加了人参和儿茶钩藤。

接下来，我们分析一下这些中药的功效。

·桔梗：一味祛痰中药，《中国药典》的功效描述是"宣肺，利咽，祛痰，排脓"。

·美远志：美国远志，类似于远志，一种安神兼能祛痰的中药，《中国药典》的功效描述是"安神益智，交通心肾，祛痰，消肿"。为什么要用美远志？因为日本引种了大量美远志。

·杏仁：根据《和汉药百科图鉴》，杏仁就是中国的苦杏仁，是一种止咳平喘的中药，《中国药典》的功效描述是"降气止咳平喘，润肠通便"。需要注意的是，中医认为苦杏仁有小毒，属于有毒中药。

·甘草：一味补气兼能祛痰止咳的中药，《中国药典》的功效描述为"补脾益气，清热解毒，祛痰止咳，缓急止痛，调和诸药"。

从龙角散的核心 4 组分可以看出，这种药就是以祛痰止咳为主的中药组方，并且使用了小毒中药苦杏仁。因此，龙角散应该具有比较明确的祛痰止咳兼清热利咽的功效，这一点与龙角散官网的宣传（用于咳嗽、咳痰，咽喉发炎导致的声音沙哑，咽喉干涩，咽喉不适，咽喉肿痛）是一致的。所以，从中医功效分类来看，龙角散不是感冒药，而是用于咳嗽咳痰和咽喉不适的止咳化痰药，国内类似组成和功效的品种有痰咳净散、桔梗冬花颗粒、祛痰平喘片等。

最后，我们再来看一看禁忌证和不适用人群。龙角散官网的宣传很清楚，粉末制剂未满 2 岁不宜使用，颗粒制剂（多加了人参和儿茶钩藤）3 岁以下不宜使用，并且无论哪种产品，必须严格按照用法用量使用。

那么，除此之外还有其他需要注意的吗？其实，从中药药性角度看，桔梗、远志和苦杏仁都是温性药，当然生甘草会平衡掉一些温燥之性，但是我们认为，阴虚燥咳的患者不宜使用。所以，如果您是干咳无痰或痰少，或者有盗汗咳血等症状，就不适合用龙角散。同时，因为含有甘草，所以在服用时也应该监测血压、血糖等指标，长期服用还需要注意血钠、血钾等指标。最后，从剂型角度看，如果给儿童直接入口粉末或颗粒制剂也有呛咳的风险。

这就是关于龙角散的选用常识，请合理选用。

第五章

杂谈闲聊：
你不知道的还有很多

剧毒的"乌金丸"，到底是什么？

在前几年热播的国产剧《琅琊榜》中，有这样一个细节：梅长苏因为搭救卫峥被夏江带入悬镜司审问。在这里，夏江给梅长苏服下了一颗有剧毒的毒药，叫乌金丸。

相信大家都很好奇，历史上究竟有没有这么毒的乌金丸呢？

翻开古代的医书或方书一看，我们发现，里面其实有很多叫乌金丸的方子，例如：

·宋代《圣济总录·卷七十六》记载的乌金丸。组成：巴豆、大枣；功效：止泻；主治：赤白下痢。

·宋代《太平圣惠方·卷二十四》记载的乌金丸。组成：槐鹅、羌活、白附子、天麻、枳壳、皂荚、踯躅花、麻黄、胡桃瓤、乌蛇、腊月鸦、腊月狐肝；功效主治：风毒攻注皮肤，遍身瘙痒，烦热多汗。

·宋代《杨氏家藏方·卷一》记载的乌金丸。组成：坯

子胭脂、朱砂、人参、乳香、藕节、羊蹄根、青竹茹、乌贼
鱼骨、甘草、细松烟墨、川芎、草乌头；功效主治：大风疾，
眉须堕落，鼻柱崩倒，语音不利。

·宋代《魏氏家藏方·卷七》记载的乌金丸。组成：干
棕榈、干姜、大橡斗子、乌梅、白矾末；功效主治：肠风脏毒，
下血不止。

·宋代《女科万金方》记载的乌金丸。组成：阿胶、熟
艾、谷芽、麦芽、龙衣、苏木；功效主治：催生护产，用于
治疗临产艰难、横生逆产、胎死不下及产后诸病、妇人带如
鱼脑者。

·明代《古今医鉴·卷十三》记载的乌金丸。组成：牛黄、
芦荟、琥珀、胡黄连、人参、白术、黄连、槟榔、三棱、莪
术、地骨皮、水红花子、百草霜、伏龙肝；功效主治：小儿
癖块发热（类似于严重的小儿饮食积滞，腹中有癖块）。

·清代《妇科玉尺·卷五》记载的乌金丸。组成：乌头、
乌附、莪术、艾叶；功效主治：赤白带下（也就是妇科带
下病）。

·清代《成方便读·卷二》记载的乌金丸。组成：香附、
官桂、五灵脂、延胡索、当归、桃仁、乌药、莪术、乳香、
没药、木香、黑豆、红花、苏木、酒；功效主治：妇人气滞

血结，癥瘕瘀痛，经闭。

·清代《冯氏锦囊秘录·卷十三》记载的乌金丸。组成：锦纹大黄；功效主治：湿热痢疾。

·清代《女科切要·卷三》记载的乌金丸。组成：阿胶、艾叶、谷芽、麦芽、蛇壳、五味；功效主治：妊娠九月，或误食热物，忽然腹痛者。

·当代《中华人民共和国卫生部药品标准·中药成方制剂》（简称《部颁标准》）记载的乌金丸。组成：益母草、小茴香（盐制）、川芎、补骨脂（盐制）、吴茱萸（制）、当归、艾叶（炭）、白芍、莪术（醋制）、蒲黄（炒）、百草霜、三棱（醋制）、香附（醋制）、熟地黄、延胡索（醋制）、木香；功效主治：调经化瘀，用于气郁结滞、胸胁刺痛、产后血瘀、小腹疼痛、五心烦热、面黄肌瘦。

由此可知，以乌金丸为名的成药，自古以来有很多种，它们有的含有毒性药材，例如巴豆、乌头、朱砂，有的不含毒性药材，甚至有只用一味大黄组成的乌金丸。上述这些乌金丸，大部分集中在妇产科病的治疗上，用于活血调经、止带止血、催产等，也有用在泄泻病、皮肤病等其他方面。

实际上，现在仍然可以买到《部颁标准》的乌金丸。

那么，在这些乌金丸里面，究竟哪一种与《琅琊榜》里的比较像呢?

答: 感觉都不太像, 因为都不够毒。

其实, 在植物药、动物药和矿物药这三大中药基源品类之中, 最毒的当数矿物药, 如朱砂、雄黄、砒石之类。在李时珍的《本草纲目》中, 也记载了一种"乌金石", 味甘、辛, 性温, 有毒, 中毒者, "昏瞀至死, 惟饮冷水即解"。够毒吧?

所以, 也许用这种乌金石制作的丸药, 才更符合《琅琊榜》中乌金丸的定位, 毒性大, 解药唯一且意想不到。

影视剧中用感冒灵颗粒解酒靠谱吗？

影视剧中出现吃药解酒的情节很普遍，在一部电视剧中，女主角在醉酒后服用了感冒灵颗粒。那么，这种服药解酒的方法可行吗？

首先，我们来看看感冒灵颗粒是一种怎样的药。

从名称上看，感冒灵颗粒像一种中成药。但是从成分上看，感冒灵颗粒并不是单纯的中成药，而是中西药复方制剂。也就是说，在它的配方里有西药成分。根据国家食品药品监督管理局的药品标准，感冒灵颗粒的组方为三叉苦、金盏银盘、野菊花、岗梅、咖啡因、对乙酰氨基酚、马来酸氯苯那敏、薄荷油。功效为解热镇痛，用于感冒引起的头痛、发热、鼻塞流涕、咽痛。

其中，对乙酰氨基酚是常见的退热止痛西药，也叫扑热息痛。而马来酸氯苯那敏是常见的抗过敏西药，也叫扑尔敏。

接着，我们来看看，喝酒后服用感冒灵颗粒，有没有问题。由于上述女主角的用药目的不明确，我们推测有以下两种情况。

第一种可能，喝酒后出现头晕、头痛等不适表现，用感冒灵颗粒来解酒。

从药效角度看，感冒灵颗粒似乎具有缓解酒后头痛的作用。原因很简单，从其中的西药成分看，对乙酰氨基酚是止痛药，当然可以缓解任何原因引起的头痛，这其中就包含饮酒引起的头痛。

同时，从传统中医理论看，酒乃湿热之品，所以，清热解毒燥湿的中药，具有一定的解酒作用。感冒灵颗粒里面的中药成分三叉苦、金盏银盘、野菊花，就具有清热解毒燥湿的功效，也就对肝胆湿热状态有一定的改善作用。

如此一看，感冒灵颗粒可能还真是一种不错的解酒药。

别急，我们选择药物不能只看有没有效，还需要看是否安全。

从安全性上看，有很多西药是不可以与酒一起服用的，包括能够引起双硫仑样反应的头孢呋辛、头孢哌酮、甲硝唑等，也包括对乙酰氨基酚、马来酸氯苯那敏等药。根据Medscape 网站（一个在全球临床医学信息服务方面有广泛影响力的专业网站）的解释，酒精会通过减慢代谢而增加对乙酰氨基酚的毒性，也会增强马来酸氯苯那敏的镇静作用，如果不慎同时服用，则需要密切监测。

当然，这种毒性及副作用的强弱程度会根据饮酒量、服药量、间隔时间和个体差异的不同而存在差异。但是对已经达到醉酒的饮酒量，风险还是比较高的。

所以，对乙酰氨基酚的药品说明书上会写着：酒精中毒时，本品有增加肝脏毒性的危险，应慎用！

第二种可能，这个人本就感冒了，一直在服用感冒灵颗粒，只不过临时喝酒了。

对这种情况，由于同样存在对乙酰氨基酚与酒精的相互作用，所以也是不合适的。而且，这种情况可能会更加危险。因为感冒灵颗粒的服用方法是一天 3 次，连续服用多次以后，其中西药成分（对乙酰氨基酚和马来酸氯苯那敏）的累积摄入量会比较多，也就更容易与酒精发生相互作用，导致出现不良反应。

所以，在这种情况下，更应该避免饮酒，尤其是大量饮酒造成的醉酒。

简单总结一下，吃药不喝酒，喝酒不吃药，尤其是西药。所以，对感冒灵颗粒这样一种含有西药成分的中西药复方制剂来说，服用期间应避免饮酒，也不建议用它来解酒。

岐山臊子面与桂枝汤的"神交"

桂枝汤是张仲景《伤寒杂病论》中的经典名方，由桂枝、芍药、生姜、甘草和大枣5味药组成。

说它经典，一方面是因为桂枝汤的适应证广泛，在各种外感病和内伤病中都有应用；另一方面是因为《伤寒杂病论》里的很多方子都是在桂枝汤的基础上，加几味药或减几味药衍生而成的。例如，桂枝加葛根汤、桂枝去芍药加附子汤、小建中汤等，据统计共有20多个。这种组方加减衍生的思路，为此后2 000多年的中医组方配伍提供了范例。

所以，张仲景被称为医圣，《伤寒杂病论》被奉为中医经典著作之一。

岐山臊子面汤味酸辣，面条筋韧，是陕西省的特色传统面食，食材包括臊子（鸡蛋、木耳、胡萝卜、蒜苗等组成）、面条、辣椒和醋。其中，醋是岐山臊子面的一大特点，正宗的岐山臊子面需要用到岐山醋。

一个是经典名方，一个是地方美食，它们俩能有什么关系呢？

别急，我先给大家讲一个人，他叫伊尹。

伊尹是距今 3 500 多年的人，他有一个称号——"中华厨祖"。这说明，他在烹饪方面有极高的成就。现在很多餐饮企业仍然在用"伊尹"的名号。

伊尹写过一本书《汤液经法》，可惜原书已佚。但其中的部分内容，通过敦煌莫高窟藏经洞的另一本书《辅行诀》流传下来。通过这些流传下来的内容，结合其他文献考古研究，我们发现《汤液经法》是一本医学书籍，讲的是医生该怎么组方用药治病。

所以，做饭和开方的指导理论是一样的。其实也很好理解，这两件事都是在锅里煮东西，只不过煮在锅里的可能是食材，也可能是中药。

这个指导理论是什么呢？

答：是一张图，叫作《汤液经法图》。

我们先来看看这张图。

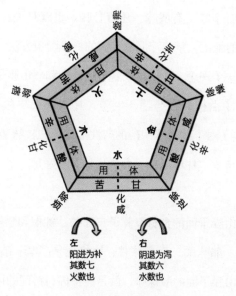

汤液经法图

这张图看起来很复杂,其实就是五味配伍达到治疗五脏疾病的意思。众所周知,中医有五脏六腑的概念,哪五脏呢?肝、心、脾、肺、肾。我们平时说的心火旺、肾阴虚等,指的就是五脏虚实。同时,中药有五味的概念,哪五味呢?辛、咸、甘、酸、苦。有了五脏和五味的概念,那么在治疗上,就可以通过五味的配伍,来治疗五脏的疾病。

怎么配伍呢?我们来看《汤液经法图》的左下角部分。在这个部分,讲述了治疗肝木疾病的五味配伍方法。我们可以看到，有辛味，有酸味，还有甘味。也就是说，"辛、酸、甘"三者的配伍，是治疗肝木疾病的标准配伍方法。

有了这个理念，我们再来看看桂枝汤和岐山臊子面。

桂枝汤由桂枝、芍药、生姜、甘草和大枣组成。根据《中国药典》对上述每味中药的药性描述，桂枝味辛、芍药味酸、生姜味辛、甘草味甘、大枣味甘。刚好是"辛、酸、甘"的配伍。

而岐山臊子面的食材有臊子、面条、辣椒和醋等，其中，辣椒味辛、醋味酸、面条味甘，恰好也是"辛、酸、甘"的搭配。岐山臊子面的酸辣味，就是这种佐料搭配的体现。

所以，从《汤液经法图》的角度看，桂枝汤和岐山臊子面都是"辛、酸、甘"的配伍，这就是二者的神交。二者同宗同源，也是对中华厨祖和汤液经方派鼻祖伊尹的身份、地位的最好诠释。

换句话说，岐山臊子面具有一定的桂枝汤的治疗功能。

临床上，单方桂枝汤主要用于治疗风寒感冒表虚证，表现为头痛、发热、怕风、怕冷和鼻塞。所以，岐山臊子面也有类似的功能，如果是风寒感冒轻症（嗓子疼为主的风热感冒不适用），大家也可以来一碗岐山臊子面，这属于中医的食疗，不妨一试！

那些年，我们一起远离的国外草药类保健品

一些人喜欢购买国外的保健品，觉得这些产品好，安全。但是，我提醒大家，尽量不要购买和使用国外的草药类保健品。为什么呢？

1. 澳洲的天然通便果蔬

很多人都有便秘的经历，便秘了怎么办？有些人会吃药，有些人会通过饮食方式来调节，也有些人会想着去服用一些保健品来缓解。这些保健品大都标着"天然果蔬纤维""肠道调节因子"等字眼，让你感觉很放心。然而，这都是真的吗？

其中，有一款澳洲天然果蔬纤维通便类产品，自称是采用100%的有机天然产物，包括无花果、樱桃、大枣和梨等，以此达到预防和缓解便秘的效果，甚至还具有排毒和净肠的作用。

你一定觉得这款产品很好，很安全，都是水果，没有毒性及副作用。

那么让我们看看这款产品的成分。

根据产品包装盒背面的成分表，这款产品每 10 g 含有：

——塞纳叶提取物，相当于生药（干叶）1 g；

——无花果干 2.16 g；

——海枣果干 3.6 g；

——蔗糖、葡萄糖等。

无花果、海枣都好理解，那么这个塞纳叶是什么呢？

塞纳叶其实是豆科植物尖叶番泻的干燥小叶。这回看懂了吧，塞纳叶就是一种番泻叶！而从中医角度看，番泻叶是一种药性苦寒的泻药，功效是泻热行滞，通便利水，是一种治疗实热型便秘的中药，虚寒型便秘不可使用。

所以，上述产品就是一种含有番泻叶的通便药。

其实，真正的问题还不在于此。从中医理论上看，中医治疗便秘需要辨证分型，热性便秘患者可以使用番泻叶，而寒性便秘患者不适合使用番泻叶。但你会根据证型买这个果蔬产品吗？不会。所以，一定有一部分人吃这款产品后效果不好，甚至出现不适。同时，番泻叶含有蒽醌类刺激成分，长期服用可能会导致大肠黑变病。

所以，请不要再相信什么天然果蔬纤维，这款澳洲通便保健品的主要有效成分就是番泻叶，一味需对证使用的通便中药，且含有蒽醌类刺激性成分，不可以长期使用。

2. 日本的"燃脂"＋"控糖"产品

减肥是很多人一生的追求，为了达到瘦身目的，不惜服用药物来减肥，尤其是国外的草药类保健品。

有一款日本减肥产品很火，由配套的两个产品组成，官方宣传的作用，一种是燃烧脂肪，一种是控制糖脂吸收。而这两个产品在国内代购网站就更火了，号称是"最有效的"瘦身产品，十分亮眼。那么，这两个所谓"燃脂"＋"控糖"的产品究竟是什么？其中又是哪些成分在起作用？

首先来看第一款"燃脂"产品，它的成分如下。

——南美一种稀有玫瑰果实的提取物；

——黑生姜提取物；

——辣椒提取物。

这里面，南美稀有玫瑰果实就是一种果子，黑生姜提取物据说是一种提升精力的泰国常用草药，而辣椒提取物正是一种有名的"燃脂"成分，俗称辣椒素，它应该是这个产品的有效成分。

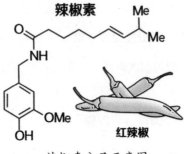

辣椒素分子示意图

　　辣椒素确实具有一定的脂肪控制作用，有学者专门研究过它的作用机制，主要包括抑制食欲、增加产热、促进脂肪分解等。但是，需要注意的是，辣椒素是否适用于减肥颇具争议，原因在于除了刺激胃黏膜之外，这种促进机体脂肪分解的成分可能还具有副作用。很简单，从中医角度讲，机体的健康需要阴阳平衡，而服用大量辛热药一定会造成伤阴的后果，出现口干、便干等阴虚火旺症状。

　　所以，中医并不提倡用辣椒素减肥。

　　接下来，我们看一看第二款"控糖"产品，它的成分包括：

　　——一种南亚植物果实提取物（印度多酚）；

　　——水溶性食物纤维；

　　——环状低聚糖。

这其中，南亚植物果实提取物的角色很难说，水溶性食物纤维是一种能够通便的成分，而环状低聚糖可能才是真正重要的成分。

什么是环状低聚糖？其实就是一种多糖。治疗糖尿病的阿卡波糖就属于低聚糖。这种降糖药的主要机制就是延缓小肠对葡萄糖的吸收，从而降低血糖。鉴于这款产品的宣传为"减少餐时摄取糖分和热量"，还需要在餐前服用（与阿卡波糖一样），而且网友服用后有腹胀、腹泻的不良反应（与阿卡波糖相似），所以我们认为，这款"控糖"产品的本质，其实就是类似于阿卡波糖的药物治疗作用。考虑到阿卡波糖是一种标准的处方药，需要医生开具处方才能使用，所以这种控糖产品还是不要轻易服用比较好。

3.月见草油

月见草油，英文名为 Evening Primrose Oil，是一种全球范围内流行的保健产品。很多人都会从国外代购月见草油，用于调节内分泌、缓解经前综合征和更年期综合征、改善皮肤状态、辅助治疗关节炎等。

但临床发现不少人吃了月见草油之后会出现月经延期、头痛、胃痛、腹泻等不良反应。这是什么原因造成的呢？

因为月见草这种植物在北美和欧洲常见，国内少见，所以，为了说清楚这个问题，我找到了美国国立卫生研究院（NIH）网站上关于月见草油的描述。NIH的描述很全面，讲到了来源，讲到了其中的成分亚麻酸，讲到了现有医学证据的不足，也提到了安全性。在安全性方面，主要讲了3层意思：第一，短期服用安全，长期服用尚不明确；第二，存在头痛和胃痛等轻微不良反应；第三，孕妇和吃华法林抗凝的人慎用。

接着，我们又找了其他两个介绍月见草油的英文网站，其中介绍的功效更多，除了上面提到的适应证，还包括神经痛、脱发、肥胖、哮喘等。同时，在安全性方面也提示了新的信息。最关键的有3点：第一，除了华法林，月见草油与阿司匹林同服，会增加出血风险；第二，月见草油可能增加癫痫发作风险，癫痫患者禁用；第三，月见草油可能会改变生理状态下前列腺素的平衡，也可能影响抑郁症和高血压患者的治疗，造成一些潜在风险。

由此可知，从国外证据积累的角度看，至少一些特殊患者不适合服用月见草油，主要包括：

——孕妇；

——正在服用华法林和阿司匹林的人；

——癫痫患者；

——抑郁症和高血压患者。

同时，我们尝试从中医药理论的角度来分析。

月见草油是什么功效呢？从它影响月经周期、改善经前综合征和出血风险的角度可知，这种药很可能入血，有活血化瘀的作用。同时，国内外都有采用月见草油配合治疗高脂血症和脂肪肝，以及改善肥胖的临床报道，所以在活血化瘀的同时，也许还有祛痰湿的作用。

其实，《中华本草》里就有关于月见草和月见草油的记载，从月见草飘逸的拉丁名（Oenothera biennis L.）来看，这就是我们刚才说的那种植物。

《中华本草》怎么记载的呢？味甘、苦，性温。能够祛风湿，强筋骨。主治风寒湿痹，筋骨酸软。从这一点看，与之前提到的月见草油可治疗关节炎有相似之处。

而且，既然是一味含有大量油脂成分的中药，滑肠通便也是免不了的。月见草油不是含有亚麻酸吗？中药润肠通便药——火麻仁，也含有大量的亚麻酸。

所以，从中医角度看，月见草油可能是一味苦、辛，性微温的中药，能活血化瘀、祛风除湿、润肠通便。

那么，哪些人不适合吃月见草油呢？

——血虚阴虚而非血瘀的人;

——易腹泻的人;

——有出血倾向的人;

——孕妇。

所以，月见草油这样一个热销产品，并不是所有人都适合服用的，至少上述这些人不适用，选用时需注意。

通过以上几种产品，我们发现，这些所谓国外草药类保健品，要么添加了草药成分，要么是与现行西药成分很相似，都已经不是单纯的保健品了。很多人看不懂外文，觉得国外的就是好的，于是自行选用，结果出现了不良反应。

所以，尽量不要购买和使用国外的草药类保健品，因为草药与中药相通，而这些实际含有中药的产品，没有按照中医药理论使用，不加辨证，长期滥用，是会出问题的。

喝豆浆、常化妆和肥胖，哪个会让男人变"娘"？

近些年，越来越多的中国版战争电影作品问世，让我们看到了华夏好男儿的阳刚之气。这些热映的电影作品，也带火了另一个热点话题：为什么现在的男青年们都有点"娘"？

有人说，喝豆浆会让男人变"娘"。

有人说，用化妆品会让男人变"娘"。

也有人说，变胖会让男人变"娘"。

那么，我们就从医学的角度来认真探讨一下，究竟哪件事会让男人变"娘"。

首先，说说喝豆浆。

喝豆浆与男人变"娘"有什么关系？因为豆浆是大豆做的，大豆中含有一类物质，叫大豆异黄酮，被称为植物雌激素。既然是一种雌激素，当然要讨论对男性的影响问题。

根据定义，植物雌激素是一类与雌激素结构很像的杂环多酚类物质，能够与哺乳动物或人的雌激素受体结合，从而调节雌激素功能的一类物质。简单地说，就是植物中一类能够影响人体雌激素活性的物质。

关于这种物质引起人们关注的原因，还有一个故事。20世纪40年代，国外有人发现，当在有三叶草的地区放羊后，羊就不生育了，类似的现象在牛、兔、老鼠的身上也不同程度地存在。最后大家发现，这可能是因为一种植物雌激素的作用。于是，大家开始做动物实验研究，有一些研究的结果显示，雄性小鼠在长期食用大豆和植物雌激素后，精子数量和生育力都有所下降。

所以，至少在动物身上能够确定，植物雌激素对雄性动物有一些影响。

那么，对人类呢？

其实，从医学角度看，对出现更年期综合征的女性来说，植物雌激素是很好的东西，因为它们也是雌激素替代疗法的选择之一，而且副作用较小。很多不能选用雌激素类药物进行更年期综合征治疗的女性，大都会选用植物雌激素进行治疗。

而对男性患者，观点就比较有争议。

有些观点认为，对男性更年期群体，补充植物雌激素也是有益的，有助于男性生理健康。但也有研究发现，植物雌激素的摄入会影响男性的雄激素水平及带来不育的风险。从药理学观点来看，不同的植物雌激素，对人体的影响作用也不相同。植物雌激素对雌激素受体的作用具有双向调节性，有时发挥雌激素样作用，有时发挥抗雌激素样作用。所以，目前还很难下结论。

但不可忽视的是，从全世界范围来看，中国人乃至亚洲人的豆类产品摄入量是很高的（因为我们爱吃）。所以，很多学者认为，从全面、长期的角度看，植物雌激素对中国人（尤其是青少年和男性）的影响是存在的，但怎么影响是比较复杂的，得分情况、分人群来看。

当然，仅仅是日常的食用量，影响又能有多大呢？考虑到植物雌激素本身还具有降低心脑血管疾病风险的作用，所以倒也不必过于介怀。

其次，说说化妆品。

也许你会问，男士也会用化妆品吗？的确如此，而且男士化妆品种类丰富，随便翻看一线的男士化妆品品牌的官网，可以看到洁面乳、润肤乳、乳液、保湿水、能量水等产品应有尽有。不言而喻，男士使用化妆品的目的也是美肤、护肤或者保湿、抗皱等，即为了永葆青春。

其实，在人们的印象中，化妆品原本是女士专用的，当国外"小鲜肉"们拥入中国，成为一种时尚潮流的存在，很多男士也开始频繁使用各种化妆品，并且希望自己的皮肤越白嫩、越有弹性越好。其实，这本身就反映了一种审美的变化。

但是，使用化妆品还存在另外一种更需要重视的风险。

从药学角度看，雌激素具有一定的美白、抗炎效果，还可以通过增加皮肤厚度、水分及弹性，减少皮肤皱纹，从而实现抗衰老的作用。但是，长期外用雌激素并不是医学所提倡的，原因在于这种激素滥用会导致激素依赖性皮炎，导致色素沉积，严重干扰人体内环境稳态，甚至引发癌症。所以，我国2002年版《化妆品卫生规范》明确规定：雌激素为化妆品的禁用物质。也就是说，化妆品里面不能添加雌激素。

但是，从文献报道来看，目前在化妆品中违规添加雌激素的现象屡见不鲜。由于雌激素的作用实在太好了，很多化妆品都会违规添加。所以，请认真思考网上流传的鉴别含激素化妆品的方法，例如：

——如果化妆品声称的祛痘、美白作用起效很快，用了几次就改善很多，需要警惕；

——如果用了这种化妆品很好，不用就不行，需要警惕；

——如果停用化妆品几天后，皮肤会出现干燥、瘙痒、肤色暗沉，甚至出现红疹等过敏表现时，需要警惕。

所以，如果男士们使用了这种不合格的化妆品（不管是男士专用还是女士专用），虽然量也许很小，但总归是在不停地接触雌激素，长此以往，内分泌环境一定会出现紊乱，造成男人变"娘"。

所以，天天都用各类乳液、保湿水等化妆品的男士们，可以考虑控制用量。

最后，谈谈肥胖的因素。

曾几何时，在每一部电影和电视剧的故事里，都有一个小胖子，而这个小胖子往往行动力、执行力都不强。也许你会说，小胖子嘛，动起来是要慢一些的。但是，事实也许没有这么简单，因为肥胖带来的除了体重增加，可能还有一项很重要的变化：雄激素水平降低。

为什么这么说呢？

因为有研究显示，肥胖的人出现雄激素缺乏的概率更高。《澳大利亚内分泌协会指南》提示，正常体重、超重和肥胖组的雄激素缺乏率分别为 2.4%、10.1% 和 26%。《中国男科疾病诊断治疗指南》的数据更吓人，正常体重、超重和肥胖组的雄激素缺乏率分别是 9.5%、17.4% 和 68%！

所以,简单来说,越胖的人,出现雄激素缺乏的概率越大。同时,超重及肥胖不光影响雄激素,还会影响男性精子的活性,容易导致不孕不育。所以,变胖的确是一个导致男人变"娘"的因素。

让我们完整地看看,研究人员是怎么说的。

关于男性肥胖与不育的相关研究为数不少,在发达国家,随肥胖发病率增加,男性精液参数呈平行下降趋势。除精液质量下降之外,肥胖男性的生育能力可能还受性欲降低及勃起功能障碍的影响。肥胖男性患者出现性腺功能减退的表现产生于多种因素的相互作用,包括促性腺激素及睾酮水平降低、雄激素/雌激素水平降低、胰岛素抵抗及睡眠呼吸暂停等。目前尚无可增加肥胖相关男性不育患者生育能力的、具循证医学证据的有效疗法。

因此,男性肥胖与雄激素功能减退的关系是比较明确的,尤其是儿童期肥胖的影响更大。

所以,觉得自己有些胖的小伙伴们,尤其是体重指数严重超标的男性同胞,马上开始科学合理地减肥吧!

兴奋剂，都能让人兴奋吗？

兴奋剂，顾名思义，是一种能够让人兴奋的物质。大家很可能会认为，竞技体育运动员通过使用这种物质，使自己处于兴奋状态，有利于在比赛中取得好成绩。

那么，真的是这样吗？兴奋剂都是让人兴奋的物质吗？

答：不是。并不是所有的兴奋剂都能让人兴奋。

最初的兴奋剂，就是能够直接刺激中枢神经的物质，例如可卡因和麻黄碱。但是，随着竞技体育项目越来越丰富，针对不同的项目也就产生了不同作用的兴奋剂。

例如，健美运动员显然不是单靠兴奋就能取胜的，而是需要肌肉的力量。所以，在此类项目中，有人会使用一些雄激素类物质来促进蛋白质的增生，促进肌肉的快速增长。这种促进蛋白质生长的激素类物质，就是这一类体育运动的兴奋剂。

又如，举重运动员显然也不需要兴奋，而是需要在赛前迅速减轻体重，让自己进入轻量级选手组，这样一来，容易在同级别体重的选手中获得力量的优势。所以，此类项目中，有人会使用利尿剂快速减轻体重而不影响肌肉功能。这些利尿剂，就是这一类体育运动的兴奋剂。

再如，射箭和射击运动员要想取得好成绩，也不是单靠兴奋就行的。实际上，兴奋的生理状态可能反而不利于这些运动员瞄准和射击，冷静和放松的心态显然更有好处。所以，此类项目中，有人会使用一些减慢心率和舒缓紧张状态的药物来达到镇静效果，以取得更好的成绩。这些稳定心率的物质，就是这一类体育运动的兴奋剂。

实际上，兴奋剂一词来源于传统的能够兴奋中枢神经的物质，但其现实含义更多的是代表在体育赛事中的禁用物质，是否能够让人兴奋已经不重要了。

从竞技体育运动的特点上看，并不是所有的竞技体育项目都需要兴奋，也不是所有的竞技体育项目靠兴奋剂就行。

所以，兴奋剂并不都是能够让人兴奋的物质，而是竞技体育赛事"违禁药物"的总称。只要采取了不正当手段提高竞技能力，就算使用兴奋剂。

降压药缬沙坦致癌？

"降压药缬沙坦致癌事件"曾经冲上热搜，也让很多高血压患者心里一紧：天天吃的药，怎么就出事了呢？

是啊，用药安全无小事，本节就来详细说说这件事。其实，2018 年 7 月 29 日，国家食品药品监督管理局新闻发言人已经就整件事进行了详细的情况通报，但是很多人仍然存在误解。都有哪些误解呢？

误解一：是缬沙坦成分致癌

缬沙坦是沙坦类降压药的一种，用于治疗高血压，同类产品还包括氯沙坦、厄贝沙坦等。很多人看到相关新闻，马上就会直接将缬沙坦与致癌联系起来，这是第一个被误解的地方。

其实，在整个事件中，致癌的成分并不是缬沙坦，而是另一个成分，叫亚硝基二甲胺，简称为 NDMA。这个 NDMA

具有致癌性，在世界卫生组织（WHO）发布的致癌物分级里面，属于 2A 级别。

误解二：违规生产形成 NDMA

那么，缬沙坦药物中为什么会有 NDMA 这种物质呢？有些人认为，这种物质是因为违规生产而产生的，或者是被添加、残留在里面的。

实际上，NDMA 的存在完全是当时药物合成工艺过程中不可避免的副产物，准确地说，是"缬沙坦生产工艺产生的固有杂质"，不是人为添加的，不是违规生产形成的，而是正常工艺所固有的。

如果多了解一些化工产业就知道，NDMA 这个副产物，不只是缬沙坦合成过程中会存在，在橡胶、杀虫剂、染料的化工生产过程中，也经常存在。

误解三：国内的有问题，国外的没问题

根据新闻消息，缬沙坦原料中检出 NDMA 这个消息，是中国的生产企业主动公开的。但是，仍然有不少人会习惯性地认为，国内的有问题，国外的就没问题。

实际上，根据当时的情况声明，检出 NDMA 的缬沙坦生产工艺是国际通用的，经各国药监部门的批准，而当时各国都没有对其中的 NDMA 残留和限量出台相应标准和管理措施。也就是说，无论国内还是国外，大家根本就不知道这个工艺过程中 NDMA 杂质的存在，也就没有相应的管控标准。

说到这儿，大家明白了吧，真正可能致癌的成分，不是缬沙坦，而是在合法合规的缬沙坦药物合成工艺下，不可避免产生的固有杂质——NDMA。

当然，现在国内外都已经对沙坦类药物中的 NDMA 设置了限量检查，每一批上市的沙坦类药物都必须符合要求，最大限度地减少安全风险。

实际上，NDMA 是十分常见的化学杂质之一。从化学反应的角度看，亚硝酸盐、硝酸盐、胺类、酰胺类、氨基甲酸乙酯、胍类等化合物都是亚硝基化合物的前体，在合适的反应条件和环境下，可能就会产生亚硝胺类物质。而随便找个化学药成分看看就知道，很多化学药的结构中都或多或少含有上述基团。也就是说，风险普遍存在。所以，缬沙坦不会是第一个检出 NDMA 杂质的化学药，当然也不是最后一个。

2020 年 4 月 1 日，美国食品药品监督管理局（FDA）发布公告，要求生产商立即从市场上撤回含有雷尼替丁的处方药和非处方药。撤市原因为：雷尼替丁产品中的 NDMA 含量可能会随着储存时间而增加，并突破可接受的限度。

看看，NDMA 又来了，不过这一次不是缬沙坦，而是雷尼替丁。下一次轮到谁，还真是不好说。

实际上，化学合成过程中的杂质是不可避免的，人们能做的，就是在新药合成的时候，通过先进的检测手段来分析是否含有已知的这些致癌物质。研究人员们给这些致癌物质起了一个专门的名字，叫"基因毒性杂质"。

现在的化学药研发常规，都会提前采用信息学软件技术，根据化合物的结构式和常规合成工艺，来预测是否会有基因毒性杂质。常见的基因毒性杂质有很多，如芳香族硝基、烷基肼、烷基亚硝胺等。也有专家预测出可能含有基因毒性杂质的药物，如利伐沙班、艾司西酞普兰等。也就是说，这些药物需要加强分析检测研究了。

但是无论怎样研究，似乎都是滞后的，而临床问题却是层出不穷的。这一点，从雷尼替丁的 NDMA 问题与缬沙坦的 NDMA 问题的不同之处，就可以看出来。

缬沙坦的 NDMA 问题，是因为原料药生产工艺不可避免地产生了这一类物质，这是一种原发问题。而雷尼替丁的 NDMA 问题与此不同，根据 FDA 的表述，雷尼替丁产品检测中，许多都是合格的，符合可接受的限度。但是，储存过程中 NDMA 含量会增加。

由此可见，雷尼替丁的 NDMA 问题，已经不是杂质限量这么简单，而是涉及储存时间。那么缬沙坦储存一段时间后，其中 NDMA 会不会增加呢？缬沙坦与某些药品或食物联用的时候，NDMA 会不会增加呢？再换个思路，鉴于人体自身就具有亚硝胺的转化能力，那么，某一个不含 NDMA 的药品，与啤酒或碳酸饮料一起服用是不是会有转化成 NDMA 的可能呢？所以，一个又一个真实的事件告诉我们，关于 NDMA 的问题，已经不是出厂的限度检测这么简单，而是一个涉及方方面面的复杂摄入链的问题。我们有理由怀疑，这个复杂摄入链的各个环节，都有可能出问题。

最后，我们再来简单说一说 NDMA 的致癌性问题。

一般来看，含有可能致癌的成分，不代表一定能致癌，更不代表只要沾一下就会致癌。NDMA 属于 2A 级别的致癌物，这个级别的致癌物，在动物实验中有相应数据支持，但对人类致癌性证据有限，尚不十分明确。

其实，亚硝胺这种致癌物并非药物合成的专属品，它的前体亚硝酸盐广泛存在于自然界和饮食中，我们吃的菜、吃的肉、喝的水都含有亚硝酸盐，并且会在适当的体外或体内条件下转化为亚硝胺。只不过，一般情况下，它的含量很低，所以无害。我们需要做的，就是尽可能少吃剩菜和腌肉这些亚硝酸盐含量较高的食物。

但是，服药是讲究依从性的，很多还都是长期服用的慢病管理用药，这种长期用药的风险，其实不应该被忽视。

所以，永远不要低估药品的未知安全风险。有病治病，没事别吃药。

后羿射日，就是射太阳吗？

后羿射日，中国古代四大神话故事之一，知名度极高。

在我的记忆中，后羿射日就是一个具有神力的弓箭手，收拾 10 个不听话的熊孩子的故事。只不过，这 10 个熊孩子是太阳，收拾得也有点狠。

当然，也有在此基础上进行艺术加工的，有人说这其实是一个战争故事，也有人说这是一个民族融合的故事，甚至还有人以此延伸，写了科幻故事，说后羿其实是一个银河联盟战士。

一个故事被搞得扑朔迷离。

如果说，还讲点科学精神的话，应该是下面这个从气象学角度分析的观点，还能让人理解。

在气象学上有一个叫"假日"或者"幻日"的现象。这种"假日"，就是看起来天空中出现了多个"太阳"，有大有小，有明有暗，就像下面这张图。

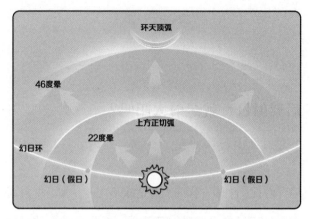

幻日现象示意图

但这其实是大气层内的一种光学现象，是由于大气中存在某种六角形冰晶体，在特定排列和复杂气象环境下所造成的自然光折射。

据记载，1934 年 1 月 22 日，在西安上空同时出现过 7 个"太阳"。1979 年 3 月 4 日，在安徽蚌埠上空同时出现过 3 个"太阳"。

所以，这种观点认为，在后羿所在的那个年代，也出现了这种"假日"现象，并形成了后羿射日的神话故事。

不过，这个观点虽然比较科学，但不够温馨，最大的问题是，不能解释后羿射日这个故事中关于炎热和干旱的记载。

因为这些"假日"，并不会真的使气温升高，也不会把庄稼都烤焦。

那么，后羿射日究竟是什么意思呢？

首先，我们来看一下后羿射日的记载。

关于后羿射日，或者说羿这个人的记载，很多古籍都有，但完整程度各不相同，甚至所记载的事情都不相同，古籍包括《山海经》《淮南子》《左传》《楚辞》《史记》等。

其中，我们现在熟知的这个故事，来源于《淮南子·本经训》。原文如下：

逮至尧之时，十日并出，焦禾稼，杀草木，而民无所食；猰貐、凿齿、九婴、大风、封豨、修蛇，皆为民害。尧乃使羿诛凿齿于畴华之野，杀九婴于凶水之上，缴大风于青丘之泽，上射十日而下杀猰貐，断修蛇于洞庭，禽封豨于桑林，万民皆喜，置尧以为天子。于是天下广狭、险易、远近，始有道里。

在这段记载里，有很多怪兽的名字，如猰貐、凿齿、九婴、封豨，都是吃人的。不过我们要关注的不是这个，而是最前面那几句，即"十日并出，焦禾稼，杀草木，而民无所食"。

这几句话说明，后羿射日的原因，是"十日并出"造成禾稼被烤焦了，草木被烤焦了，老百姓没吃的了。

什么是禾稼？就是庄稼，即种植的谷物，是人们种下去的东西，不是捡来的野果子。也就是说，"十日并出"造成了种植的农作物被烤焦了，颗粒无收。我们简单想一想，在现在的农业生产中，什么样的原因会造成种植的农作物被烤焦，并且颗粒无收呢？是自然灾害。

请看：

·2011 年 9 月 3 日，中国广播网报道"四川宜宾干旱严重，稻田绝收"。

·2012 年 8 月 16 日，中国天气网报道"湖北随州遭遇60 年一遇特大干旱，12 万亩农田绝收"。

·2014 年 7 月 31 日，东方网报道"四川苍溪遭遇干旱，饮水困难农作物绝收"。

·2019 年 5 月 29 日，天气网报道"云南农业厅：全省极端干旱，25 万亩农作物绝收"。

从这些真实的报道就可以看出，要想农作物因烤焦绝收很容易，根本不需要十个太阳，来一场大旱就行了。

所以，后羿射日的神话故事，很可能与干旱造成的农作物绝收有关，而后羿改变了这个局面。

实际上，原始的农耕文明主要还是靠天吃饭，所以，先民们一定会尽可能地研究大自然，总结大自然的规律，为农业生产服务。

这其中，就包括对一年四季气候特点的研究，也包括对不同年份气候特点的研究。将这种研究资料收集起来传给后人，就可以让氏族掌握农业生产的规律技巧，过上丰衣足食的生活，这在当时，是一件很重要的事。

比如，《黄帝内经》里有这样的记载：

——岁火太过，炎暑流行，……火燔焫，冰泉涸，物焦槁。

——金不及，……夏有炎烁燔燎之变。

——太阴不迁正，……万物枯焦。

——岁少阳在泉，火淫所胜，则焰明郊野，……

对这些记载，你可能看不懂其中的"火太过""金不及""太阴""少阳"，但你一定能看懂后面那些"火"。其实，前面这些词都是指代的不同年份或一年当中的不同时间段，而后面那些"火"指的就是能把万物烤焦的炎热干旱气候。

再比如，《淮南子·时则训》里面也有这样的记载：

——仲秋行春令，则秋雨不降，……行夏令，则其国乃旱。

——孟秋行冬令，则阴气大胜，……行春令，则其国乃旱。

所以说，不同年份或不同时令都有各自的气候特点，哪一年容易发生旱灾，什么时令容易出现旱情，这其中是有规律可循的。

一开始，先民们搞不清楚这个规律，搞不清楚为什么会有炎热大旱，会让农作物绝收，于是认为是天上的太阳不听话所致。并且，从太阳代表光和热的直观感受的角度理解，太阳越多，就会越热。不过这一切，都被后羿改变了。后羿通过观察，找到了出现炎热大旱的时间规律，并开展防灾减灾行动，保住了老百姓的粮食。

这很可能就是后羿射日的内涵。

接下来，我们再用一些细节来印证这个内涵。

大家应该还记得，在后羿射日的记载中，有很多怪兽出现。为什么会有这样的记载呢？

因为老百姓种的粮食，除了旱情导致绝收，还会被野生动物吃掉。

想想看，以前地球上人类活动比较少，很多地方都是原始森林和野生动物的天下，它们会来吃人们种植的农作物，甚至还会吃人。

所以，《淮南子》里面有这样一句话：令野虞行田原、劝农事、驱兽畜，勿令害谷。

　　一方面劝农事，赶紧收割吧，马上一波高温烧烤天气要来了。另一方面，驱兽畜，把吃粮食的野生动物都赶跑。这样做的目的，就是保护农作物。

　　所以，后羿射日的目的是很精准的，就是保护农作物。而为了保护农作物，他除了"射日"之外，也许真的射杀了很多吃粮食和吃人的野兽。

　　同时，为了表达"焦禾稼"的效果，为什么一定要"十日并出"呢？2个太阳够不够呢？

　　2个太阳、3个太阳，都能代表成倍的热，何必非要十个太阳呢？

　　有人说是虚数，其实不是。因为中国古人对数字的运用是很讲究的，每个数字都有特殊的含义。那这个"十"的特殊含义是什么呢？

　　实际上，中国古人在研究不同年份的炎热干旱情况时，按照干支纪年做了总结。其中，天干代表来源于"天"的变化，其属性刚好是10个，即甲、乙、丙、丁、戊、己、庚、辛、壬、癸。前面提到的《黄帝内经》关于炎热大旱和高温烧烤记载中出现的"火太过"和"金不足"，实际上对应的就是天干。

　　所以，我们推测，后羿找到的这个规律，很可能是以10

年为一个周期的炎热大旱的气候物候规律，这 10 年中，每一年的气候物候特点都基本搞清楚了。

另外，"日"这个字，除了特指太阳，同时也有代表时间的含义。

比如，"日积月累"这个成语，并不是说把太阳和月亮累加起来，而是指一定长度的时间累积起来。再比如，"日夜兼程"这个成语，说的也不是太阳和月亮的事，而是指全时段不停歇地赶路。

从这个角度看，后羿射日中的"日"，很可能不指代太阳，而是指代时间规律。

因此，我们认为，后羿射日的神话故事，其实并非射太阳这么简单，而是为了寻找炎热大旱与农作物减产绝收的时间规律，目的还是保护粮食。

这也说明，中华民族认可的英雄，并不是说他的技能在某一方面特别强，而是说，他是否能通过自己的能力，保护全天下的老百姓。

正如《道德经》里讲到的：是以圣人后其身而身先，外其身而身存。非以其无私邪？故能成其私。

你知道"元旦"的真正含义吗？

　　每年都有元旦，这是一个重要的节日，代表新年伊始。但是，大家可能不知道，中国传统的"元旦"，其实并不是公历新年的第一天，而是农历新年的第一天，也就是农历新年正月初一。

　　什么时候修改的呢？

　　"中华民国"建立后，为了"行夏正，所以顺农时；从西历，所以便统计"，这才实施了公元纪年法，并同时将公元纪年的 1 月 1 日称为"元旦"。

　　那么，元旦定在哪一天有什么关系吗？定在今天和定在明天有什么区别吗？

　　说到这儿，其实就涉及历法问题了。中国传统历法与现代历法有一个非常重要的区别，就是中国传统历法来源于天文，与太阳、地球、月球、五大行星（中国古人将在夜空中有明显移动痕迹且特别明亮的星体叫行星。古人实际观测到的行星有 5 个：金星、木星、水星、火星、土星）乃至各种星象的周期性变化规律有密切关系。现代历法却缺少这一点，而与宗教、政治因素关系较为密切。

举个例子，春夏秋冬周而复始，年复一年，就相当于一个封闭的圆环。确定一年之首，就相当于要在这个圆环上选择一个点作为起始点，这该怎么选呢？

第一种选法，随便定一个点，比如制定历法的人喜欢哪一天。

第二种选法，随便定一个点，比如谁的生日。

第三种选法，通过研究"太阳—地球"关系，从天文学角度找一个合适的点。比如，冬至这一天。

在冬至，太阳直射南回归线，离北半球最远，中国古人在北半球立一个圭表（很简单的天文仪器，北京建国门的古观象台就有），看圭表就会发现，冬至这天日影最长，过了冬至就开始缩短了，这就是"冬至一阳生"。所以，冬至这一天，北半球日影最长，这就是一个很特别的日子。如果要在一年中选择一个起始点，冬至就很合适。

所以，单纯从太阳回归年的角度看，冬至才适合作为一年之首。

但是，我们之前说过，仅仅考虑太阳回归年是不够的。

除了太阳，月球也是对地球有重要影响的星体，我们还要尽可能地考虑"月—地"关系。月球绕地球一圈为29.5天，所以一年365天可以分为12个月零10天，这也是现在一年有12个月的原因。

那么，在这12个月里面，谁当1月（正月），谁当2月呢？对了，最开始的历法，因为冬至很特殊，所以冬至这一天所在的那个朔望周期就被定为正月，这就叫"建子为正"。

所以，最原始、最传统的一年之首，是冬至所在农历月的初一。

那么，为什么现在过年不是在公历12月，而是在公历1月至2月的时间范围内呢？

原因也很简单。虽然"冬至一阳生"，但是冬至过后却越来越冷，感觉不到阳气的生发，而立春之后，天气才逐渐转暖。所以，现在的历法采用的是夏历，即"建寅为正"，一般是将立春节气所在农历月的初一，定为一年之首。

2022年的立春是2月4日，这一天所在农历月的初一是2月1日。所以，农历癸卯年的一年之首是2月1日。这一天就是传统的元旦，现在叫大年初一。

最后，我们来看看，公历1月1日为新年之首的原因是什么呢？其实，上网查一下"公历"就知道，公历纪元与西方宗教因素关系更大。

希望每一个中国人，都知道元旦的真正含义，把我们民族这种有理有据的文化传承下去。

冬至到了，应该吃什么馅的饺子好呢？

北方冬至吃饺子是必不可少的仪式。说到吃饺子，大家吃的都是什么馅的饺子呢？换句话说，冬至应该吃什么馅的饺子呢？

可能很多朋友会说，我想吃哪种馅就吃哪种馅，这有什么关系呢？

的确没关系，但是，如果我们能多了解一下饺子背后隐藏着的中医学内涵，可能会有不一样的选择。

关于饺子的来历说法比较多，有些是说从馄饨演变而来的，有些说是医圣张仲景发明的。无论哪一种说法，饺子的别名是公认的，那就是"饺耳""焦耳"。

也就是说，饺子与耳朵有关。有人认为，这是因为饺子的形状看起来比较像耳朵，所以叫"饺耳"。其实这只是表面现象，饺子的别名叫作"饺耳"，不是因为它看起来像耳朵，而是因为吃饺子这件事与耳朵有关。

有什么关系呢?

《黄帝内经》大家都知道,在这本书的《四气调神大论》中,有这样一段话:冬三月,此为闭藏。水冰地坼,勿扰乎阳,早卧晚起,必待日光,使志若伏若匿,若有私意,若已有得,去寒就温,无泄皮肤,使气亟夺。此冬气之应,养藏之道也。逆之则伤肾,春为痿厥,奉生者少。

这段话讲了冬季养生的策略,要少干活多睡觉,早卧晚起。如果不按照这个思路,就会影响肾气的闭藏。

所以,冬季的养生策略大法就一个词——养肾。

从人体五官与脏腑的中医配属上看,肾开窍于耳和二阴,所以,肾气受损就会带来耳朵方面的问题,肾气虚的人会出现耳鸣就是这个原因。肾毒性抗菌药同时具有耳毒性,似乎也与这个原因有关。所以要想保护耳朵,就得顾护肾气。

看到了吗?冬季与肾是配属关系,肾与耳朵是配属关系,饺子原名叫“饺耳”,饺耳又是在冬至吃的,这就构成了一个完美的闭环。

这就是我们说的,吃饺子背后的中医文化内涵:你吃进去的饺子,实际上蕴含着“肾水”的文化内涵。

为了将这个文化内涵继承好,我们再来分析一下,冬至吃什么馅的饺子比较合适。方法也是一样的,饺子一般是荤素搭配的，我们来看一看，五谷、五畜、五菜和五果都有哪些。根据《黄帝内经》的记载：

五谷：糠米甘，麻酸，大豆咸，麦苦，黄黍辛。

五畜：牛甘，犬酸，猪咸，羊苦，鸡辛。

五菜：葵甘，韭酸，藿咸，薤苦，葱辛。

五果：枣甘，李酸，栗咸，杏苦，桃辛。

在五行中，与肾水关系最密切的五味为苦和咸，因为"味苦皆入肾""肾苦燥，急食咸以润之"。

我们重点来看咸味和苦味的食材，它们包括大豆、小麦、猪肉、羊肉、藿（豆叶，现在少吃）、薤（地方菜品，藠头）、栗子和杏等。

从这个角度看，大家很容易就知道，猪肉和羊肉馅的饺子会比较适合，猪肉豆角馅的更合适。当然，很多海产品都是咸味的，猪肉虾仁馅的饺子也不错。

所以，我们建议大家在冬至这天吃上面所述的饺子，这样更符合中医养生理论。

一个关于爬山（随机对照试验）的故事

张三和李四是年龄相仿的年轻人，身体健硕，喜欢运动。一天早上，兄弟俩慕名来到郊外一处旅游景点，名叫"不试山"，准备登山游玩。来到山脚下，兄弟俩发现有两条上山的路，东边一条，西边一条，看起来都能到达山顶，而且都是山野小路。景点偏僻，一时没有其他"驴友"，这让两人犯了难。

张三说："咱们走东边那条路吧，看着走的人多些。"

李四说："我觉得西边的路更好，似乎离山顶更近。"

意见不统一，怎么办呢？两人来到东边的路看看，不远处就是树林。两人又来到西边的路瞅瞅，也看不出什么异样。

最后，张三说："这样吧，我走东边那条，你走西边那条，看谁先到山顶。"

李四说："好吧，那咱们先把食物分一分，你一份，我一份。"

说完，两兄弟分好食物，出发了。

正午时分，李四终于登上了山顶，这一路虽说并不陡峭，但绕来绕去着实费脚力。正准备休息，定睛一看，张三在那儿呼呼大睡呢。原来，张三早就上来了，已经等了李四好长时间。未等李四开口，张三炫耀地说："我其实走得并不快，哈哈——"

在山顶游玩一圈，不觉天色已晚，到了下山之时，来到山后的兄弟俩发现，原路已经渐行渐远。好在也有下山的路，南边一条，北边一条。正在两人面面相觑不知该选哪条路时，远处走来一位砍柴回来的村民，兄弟俩赶紧询问："老大爷，哪条路下山更快？""噢，这个嘛——"老大爷打量了一下两个人，"那边！"说着指了指南边的路。张三和李四连声道谢，下山去了。

听说了张三和李四的旅游经历，他们的另一个兄弟王五坐不住了。虽然很胖，但他决定运动减肥，趁着这个机会，也要登顶不试山。

于是，几日后，张三和李四便带着王五来到不试山。为了更快地登顶游玩，他们直接选择了上次张三走过的东边那条路。恰在此时，上次偶遇的老大爷正好路过，互相招呼之际，老大爷看看王五，边走边说："你们应该走西边那条路。"

咦？这是为何？三人驻足片刻，看见老大爷走远了，张三和李四犯嘀咕："确实是东边的路更快啊。不管了，走！"于是三人沿着东边的路开始上山。

几近傍晚，三人终于来到了一片开阔地。不过这不是山顶，而是山脚的出发点。

何以至此？原来，东边的路虽快，但太过陡峭，胖子王五刚开始还行，后来越走越慢，最后手脚并用挂在一处陡峭的地方，上不去也下不来，张三和李四费了好大劲，才把他救下来，好险啊！

此一游，三人懂得了一个道理——不听老人言，吃亏在眼前。

大家想想，如果王五下次来，该走哪儿呢？如果赵六、周七、吴八要来，该走哪儿呢？随便选？继续试？挂在树上还行，摔下山崖就麻烦了！

故事讲完了。

这是一个关于爬山的故事吗？是的，但又不是。这是什么故事呢？让我们换换角色：

·爬山——治病。

·东边的路和西边的路——两种治病的药，东边的路代表 A 药，西边的路代表 B 药。

·第一次，张三和李四不知道走哪边——不知道哪种药有效。

·张三走东边，李四走西边——两种药的随机对照试验。

·张三和李四分吃的——保证两组的基线一致。

·张三先登顶——A 药似乎更有效。

·王五也爬山——王五也要治病。

·第二次，三人一起走东边——随机对照试验的结果提示，A 药更有效。

·王五走东边的路，没上去——人群变了，A 药不好使了。

·赵六、周七、吴八——缺少现有试验证据的其他患者，例如儿童、孕妇、老年人。

·挂在树上——药物上市后新发现的不良反应。

·摔下山崖——药物上市后出现严重的不良反应。

对了，还有村民老大爷！对他来说，哪条路近，哪条路远，哪条路适合谁，哪条路不适合谁，不是很清楚的事吗？这位村民老大爷代表谁呢？大家思考一下。

所以，请大家记住，随机对照试验不是万能的，总有顾及不到的人群范围，更不是发现药物的唯一途径。现代医学有现代医学的方法，中医学有中医学的理论。中医学的发展，不应该以现代医学的随机对照试验作为标准。